尿液決定你的壽命

堀江重郎——著
羅淑慧——譯

尿で寿命は決まる

〔泌尿科名醫親授〕
遠離膀胱癌，
修復腎臟和膀胱的健康法

目次

作者序｜別看輕「排尿」這件小事……007
圖解　尿液的生成……013

第1章
什麼是「健康的排尿」？

・「排尿時間」是判斷健康的重要指標……028
・順暢排空的「快尿」條件……034
・排尿煩惱大多與「老化」有關……038
Column　日本人比歐美人更常跑廁所？……044

第2章

什麼是「不健康」的排尿？

・排尿次數增加、殘尿感，都是警訊……048
・突然產生強烈尿意，是膀胱過動症？……063
・膀胱變硬的兩大原因……066
・肥胖者更容易有頻尿問題？……070
・令人煩惱又困擾的尿失禁……074
・男性專屬的泌尿問題——攝護腺肥大症……078
・男性上完廁所後，避免漏尿的訣竅……088
・為什麼有些成人也會尿床？……091
・很少上廁所也很危險！認識低活動性膀胱……095
・使用防漏尿墊、尿褲，一點也不丟臉……099
Column 酒量好的人，不容易有排尿問題？……101

第3章

透過尿液情況，找出潛在疾病

・夜尿三次以上，容易短命？……104
・尿液檢查，可找出許多身體問題……108
・臭味、混濁，當尿液出現這些異常時要當心……115
・真的很痛！為什麼會發生尿路結石？……122
・不可不慎！腎臟一旦損傷就無法恢復……126
・為什麼腎臟不好的人，也容易有痛風？……130
・腎盂腎炎和攝護腺炎，容易演變成重症……133
・輕忽排尿問題，可能導致癌症……138
・什麼時候該去泌尿科檢查？……143
Column 未來甚至可透過尿液檢查，判斷疾病風險……147

第4章

提升排尿能力，健康活到一百歲

・喚醒肌肉，預防排尿問題……150
肛門鍛鍊
尿道鍛鍊
深蹲
骨盆底肌運動
棒式
肩胛骨鍛鍊
走路
・魚蝦、瓜類及豆類，是幫助快尿的好食物……159
・發生各種排尿問題時，如何對症下藥？……163
〔症狀❶〕頻尿、尿失禁
〔症狀❷〕攝護腺肥大症

〔症狀❸〕膀胱過動症
〔症狀❹〕尿路結石
・血管一旦老化，腎臟和膀胱也不會好……172
・減醣、改以肉為主的飲食，真的健康嗎？……181
・如何預防膀胱炎？喝綠茶、作息正常是關鍵……184
Column「疾病」讓尿液的味道變了？……187

• 作者序 •

別看輕「排尿」這件小事

「半夜起床上廁所的次數增加了。」「白天也經常想上廁所。」其實這是**壽命縮短的預兆**。讀到這裡，可能會有許多人說「怎麼可能，開什麼玩笑！」不過，這絕對不是在危言聳聽。

幾乎每天半夜都為了小解而起床一次以上的症狀，稱為「夜尿症」（Nocturia），而幾乎每大白天跑廁所的次數超過八次以上的症狀，則稱為「頻尿症」（Frequent Urination）。雖然兩種症狀都是經常性想上廁所，但實際上這些症狀和高血壓、動脈硬化、糖尿病等生活習慣病有著密切相關，且案例也不在少數。

高血壓會造成心臟極大的負擔，進而引起動脈硬化；動脈硬化一旦惡化，罹患腦中風或心肌梗塞的風險就會大幅提升。另外，糖尿病還可能引起視網膜病變導致失明、手腳麻痺或壞疽等神經障礙問題，以及嚴重的腎臟病變，例如慢性腎臟病等可怕的併發症。尤其是慢性腎臟病，更是幾乎被稱為國民病，是患者人數持續增加的可怕疾病。

誠如上述，這些疾病會嚴重損害身體健康及享樂人生，嚴重時，更是可能致命的重大疾病。換言之，**夜尿症、頻尿症等排尿問題，可能潛藏著這些疾病。**

請相信我，「壽命縮短的預兆」這句開場白絕對不是危言聳聽。「不過是尿而已，到底有什麼問題？」或「雖然次數多到讓人有點在意，不過，又不可能危及生命」，各位千萬不能像這樣，低估尿液的影響力。

話說回來，對於為什麼最好把夜尿症、頻尿症等，視作重大疾病或急速老化的徵兆，應該許多人都會感到訝異吧？關於這點，將在之後詳加說明。不過，首先最主要的關鍵字就是「柔韌的膀胱」和「沒有生鏽的腎臟」。

尿液是由腎臟製造，然後囤積在膀胱。當尿液的累積量幾乎達到膀胱容量時，就會有想上廁所的感覺，接著排出尿液。然而，隨著年齡增長，腎臟的功能會下降，膀胱則會失去原有的柔韌度。

於是，當尿液量增多，但膀胱能儲存的尿液量不如從前時，自然就會更頻繁地想上廁所，這便是導致頻尿的最大主因。

為什麼膀胱會失去柔韌度？這部分與血管的柔韌度有著密切的關係；換言之「**柔韌的膀胱＝柔韌的血管**」。當動脈硬化的程度隨著年齡增長而逐漸惡化時，通往膀胱的血液循環就會變差，結果就是導致膀胱變硬。這就像用久之後彈性會變差的「塑膠袋」，這樣比喻應該會比較容易想像吧？

另外，所謂沒有生鏽的腎臟，簡單來說，就是指沒有堵塞的過濾裝置。腎臟就像個過濾器，主要用來「過濾」血液中的老廢物質，一旦過濾器的網孔堵塞，腎功能就會惡化。以腎臟和血液來說，兩者的關係就等於是「**沒有生鏽的腎臟＝滑溜的血管**」。一旦動脈硬化導致血管變得粗糙進而堵塞時，腎臟就會生鏽，這麼一來，就像金屬製的細網孔過濾網生鏽般，從而發生堵塞。

接著，我們把焦點轉移到其他身體部位吧！因為身體器官是相互連結的。

剛開始發生夜尿症或頻尿症時，的確很難聯想到其他相關症狀，有可能是膀胱或腎臟出現動脈硬化或血液循環不良所致。實際上，**夜尿症或頻尿症也可說是「全身血管變硬，然後堵塞」**的表徵。

之所以這麼說，是因為我們發現，經常想上廁所的症狀，或許和動脈硬化以及造成此症狀的一大成因高血壓息息相關。根據某調查發現，四十歲以上的男女當中，約有四千五百萬人有夜尿症的問題。或許主要是因為這些人的身體裡都存在著某些疾病。

那麼，頻尿症的背後或許潛藏著糖尿病，又是怎麼回事呢？這部分與有點複雜的「排尿機制」息息相關。

尿液囤積在膀胱之前，有一段十分重要的流程。在尿液所含的水分裡，其中身體所需要的部分會經由血管回到身體裡。然而，罹患糖尿病之後，血液裡的糖濃度會升高，血液的水分就會變多，同時尿液量自然就會增多。結果就是，膀胱的容量會更快填滿，因此，自然就會頻繁地想上廁所。

由此可見，雖然機制和高血壓或動脈硬化不同，不過，頻尿症也和糖尿病有著密切的關係。

享受人生，從健康排尿開始

當然，有關尿液的健康話題，當然不只有夜尿症和頻尿症。除了經常想上廁所之外，來不及上廁所也是與尿液相關的嚴重症狀。

「如果不是『害怕漏尿』，我就可以隨心所欲地出門了……」或許某些拿起這本書的讀者，早就已經有這類不為人知的煩惱。事實上，根據某研究機關的調查結果發現，在調查對象中，約有三成四十至七十歲的女性，以及三成五十至七十歲的男性有漏尿症狀。若以人口比例來估算，男女合計，估計約有近達兩千萬人有漏尿的困擾。（編按：根據台灣尿失禁防治協會最新發布的「四十歲以上國人泌尿健康大調查」，蒐集了一千多份有效問卷，發現高達五成的民眾有泌尿健康問題，卻有四分之一不自覺，更有近三成的民眾深受漏尿困擾。）

儘管現在已經有許多方式能幫助人們解決排尿的煩惱，但仍有許多人會基於「年紀大」而放棄治療。就生活品質來看，這種現象可說是十分令人遺憾。

每天不經意排放的尿液，其實是出乎意料的深奧世界。然而，各位只要透過知識與應對方式，實現「健康的排尿」，就能獲得更健康的美好人生。對於一個每天接觸患者的泌尿科專家（也就是我）來說，這並非是天方夜譚。

接下來，本書將深入探討各種與排尿相關煩惱的發生原因，以及該如何預防和緩解，甚至，當你罹患排尿相關疾病時，又該如何應對。此外，也會告訴大家該怎麼做，才能打造強健的腎臟和膀胱。

如果本書能幫助更多人健康地排尿，同時更長久地維持健康，這將是我的最大幸福。

堀江重郎

【圖解】尿液的生成

腎臟一天過濾多達一五〇公升的血液

最近經常跑廁所、總是突然尿急、在不經意的瞬間漏尿，或是一回過神，內褲早已經濕透……，雖然每個人的排尿煩惱各有不同，不過，有許多問題只要按照正確的知識去處理，就能明顯減輕或徹底解決。換言之，只要在症狀出現之前，事先了解相關知識，就能達到某種程度的預防功效。

為了讓大家能透過本書掌握相關線索，首先，要來說明最基本的基礎知識，即尿液的生成與排出機制。不過，若覺得這種生理機制對你來說似乎太過深奧，也可略過這個部分，直接從第一章開始閱讀也沒關係。

尿液是腎臟經由血液製造而成。血液除了把營養素和氧氣送至各個臟器之外，同時還具有回收體內生成的老廢物質或有害物質的功能。

在循環全身的途中，血液會流進腎臟被清洗乾淨；簡單來說，就像是洗衣機的功能。

如果把血液比喻成骯髒的衣物，腎臟內名為腎絲球（Glomerulus）的器官，就相當於洗衣機的洗衣槽和脫水槽。腎絲球就像濾網，會根據溶於血液的物質大小，決定是把物質沖洗掉（稱為「過濾」），或是保留在血液裡。

正常來說，血液裡的細胞和蛋白質會被保留下來，而老廢物質和有害物質，甚至是分子更小的礦物質、胺基酸、葡萄糖，則會連同大量的水分一起從血液裡濾出，這時濾出的液體稱為原尿（Initial Urine），接著，原尿會流進腎臟內的腎小管（Renal Tubule）；腎小管的功能就相當於洗衣機的排水軟管。

腎臟一天過濾的血液約一百五十公升，而一般家庭的浴缸容量大約是一百八十至兩百公升。也就是說，每天都有相當於一個浴缸容量的血液，流進兩個重量約一百五十公克左右的小小臟器裡。

尿液形成前的概略流程

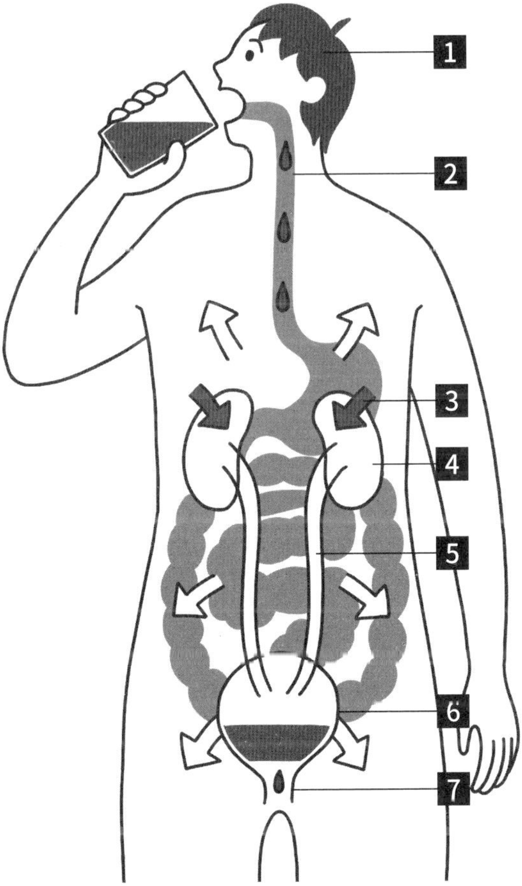

請注意

正常來說，腎臟應該是位於後側，但為了讓讀者更容易理解泌尿系統，在此刻意將腎臟畫到前側。

2～5

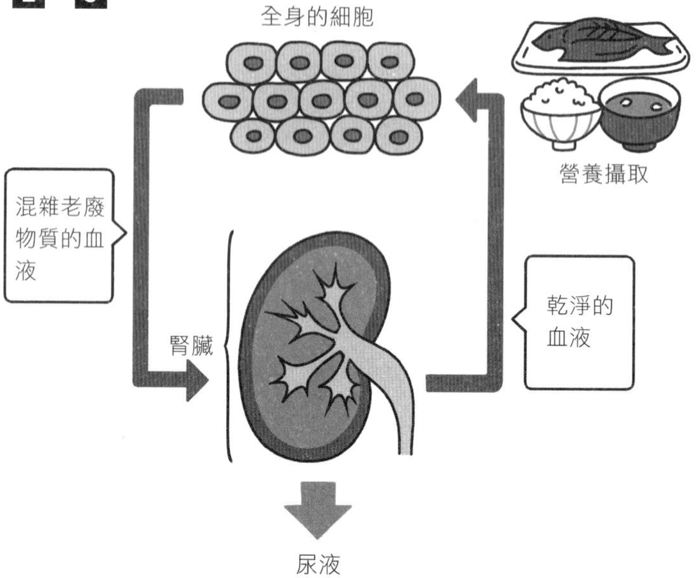

人體有兩顆腎臟，平均每顆腎臟裡面約有一百萬個腎絲球，負責執行精密的過濾作業。腎絲球的功能一旦衰退，就會引發慢性腎臟病。

腎臟堪稱是血液的「過濾裝置」，其位置就在肩胛骨和腰椎骨之間，脊柱的兩側。在所有臟器中，我們能透過飲食或是胃痛、便祕、腹瀉等引起的疼痛感或不適，來感受到胃或腸道的存在。可是，我想應該沒有人曾經感受過腎臟的存

把右頁腎臟放大後的樣子

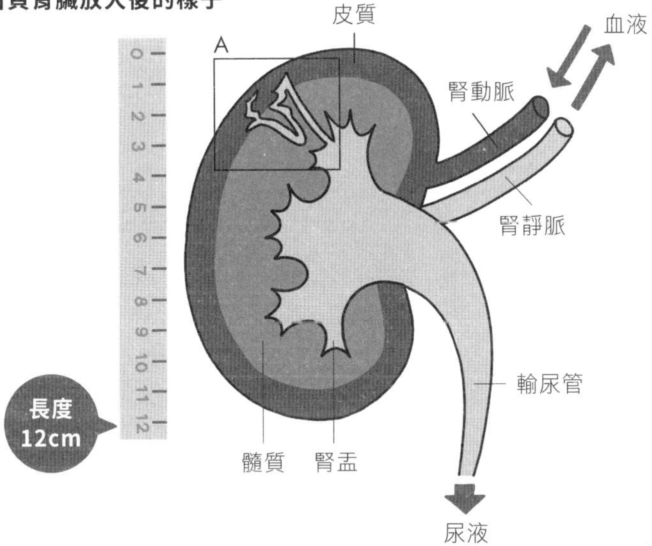

把上圖 A 放大後的樣子

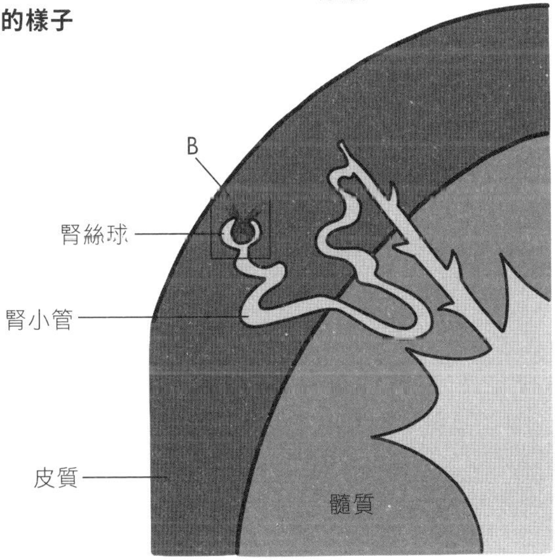

把前頁 B 放大後的樣子

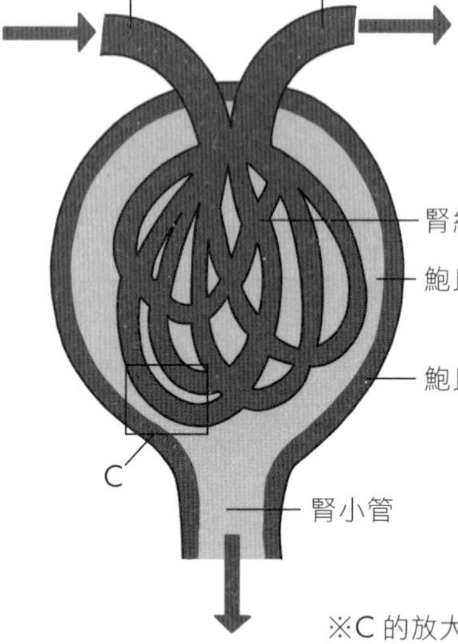

※C 的放大圖，請見 P.22

在吧？

因此，就和肝臟一樣，腎臟同樣也被稱為「沉默的器官」。

腎臟裡有一道「旋轉門」？

前文提到，血液經過腎臟過濾之後會形成原尿，接著就會流進像洗衣機排水軟管般的腎小管，不過，並不是就這樣直接進入「汙水排放」的步驟。為什麼？因為原尿裡仍含有許多身體所需的物質，所以過濾之後，還必須經過一道「重吸收」（Reabsorption）的流程。

腎小管是腎臟裡的一條細長軟管，而原尿在管內流動的期間，軟管會再次把礦物質、胺基酸、葡萄糖、尿素吸收到腎臟，然後再將其回收到血液中。此外，也會根據身體所需，再次吸收水分。照這樣來看，你可能以為再次被吸收的只有原尿的一小部分，但事實上，大部分的原尿（約九成）都會被再次吸收，而其中有大部分都是水分。

為什麼過濾之後，還要再次吸收大部分的原尿呢？實際上，背後的原因十分深奧。

腎臟不僅能過濾血液裡的老廢物質，將其排出體外，還可以透過暫時去除血液裡的營養素和大量水分，然後再次將其回收的流程，用以調整血液的濃度。簡單來說，脫水導致血液變濃稠時，就必須再次吸收多一點水分，與此相對，當水分攝取過量、導致血液變稀薄時，再次吸收的水分就必須少一點。至於再次吸收多少分量的水分，最終則取決於大腦的指令。

頁 15 圖上 2～5 的放大流程

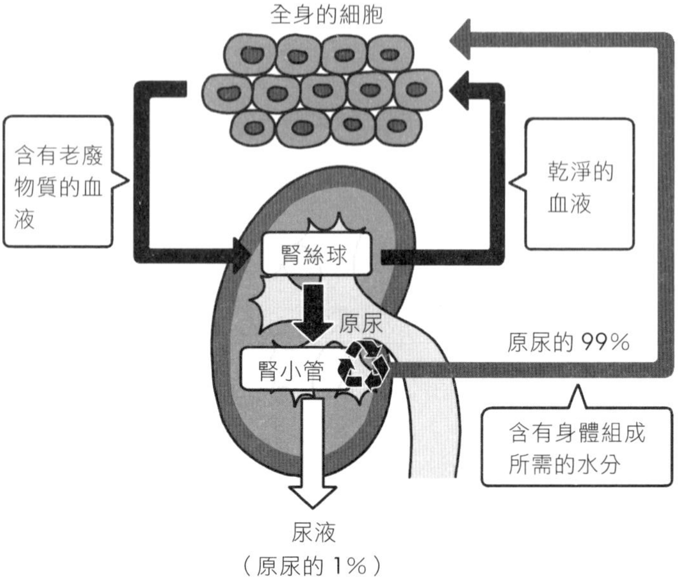

另外，位於腎小管表面有名為「載體」的器官，會再次吸收腎小管裡的原尿。雖名為載體，但事實上並不像交通工具那樣，是進行物質的載運，反而比較像是「旋轉門」，在腎小管的表面進行物質的分類與交換。

載體（也就是旋轉門）**會把腎小管的原尿加以分類，分為應該再次吸收的物質及應該以尿液排出體外的物質**。有趣的是，旋轉門會因物質而有所不同。鈉、鉀、鈣等礦物質及胺基酸，分別有各自獨立的旋轉門。例如，吃了大量肉類之後，由於吸收了肉類所含的磷酸或鹽酸等酸性物質，所以身體會偏向酸性。

一般來說，幫助血液恢復酸鹼值（pH：氫離子濃度指數）的機制主要有三種。第一種機制，是針對酸性血液，將鹼性的骨骼溶解來藉此調整酸鹼值。第二種機制，是從嘴巴吐出二氧化碳，透過呼吸把酸排出體外，藉此調整酸鹼值。最後第三種，則是透過尿液把酸性物質排出，來調整酸鹼值。

在過去的很長一段時間裡，這三種機制並沒有獲得明確的理解，不過，透過我在三十年前的研究，發現當血液呈現酸性時，對酸性物質產生反應的食鹽成分，也就是鈉和氯穿梭的旋轉門作用就會增強，同時，旋轉門的次數本身也會增加。

總而言之，流進腎臟的血液會先進行初步的過濾，再從過濾後的原尿當中，回收身體所需的物質回到血液裡，而剩餘的部分就是趨近於「尿液」的物質。

把頁 18 的 C 放大後的樣子

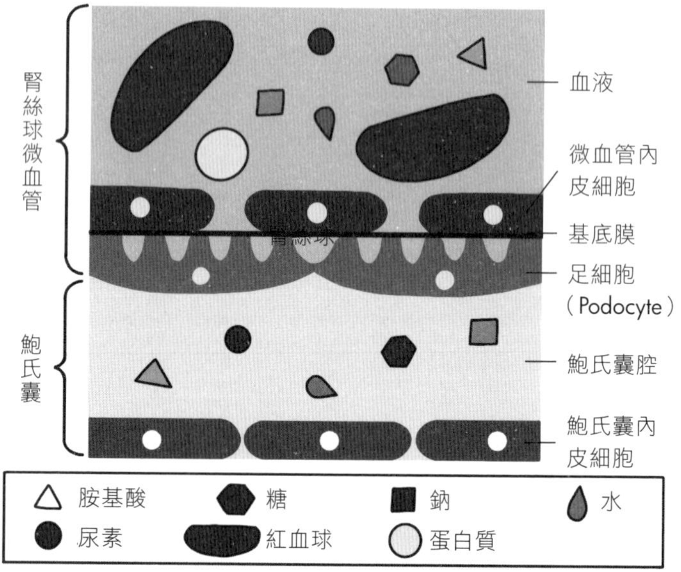

另外，重要的激素也會在此時溶進尿液裡，因為尿液的另一個功能，就是把膀胱細胞再生所需的激素等物質搬運至膀胱。最後，膀胱會回收膀胱所需要的物質，最後剩餘的部分才是真正的尿液。

最後，透過腎小管將身體所需的物質全數再吸收之後，剩下的液體就會被匯集到腎臟中的腎盂（Renal Pelvis），並進一步像河川往低處流般，經由輸尿管（Ureter）流進膀胱。

「盂」就是盆的意思。尿通常都會流出去，所以正常會呈現扁塌狀態，但是如果輸尿管因為結石等因素而導致堵塞時，腎盂就會像水壩那般膨脹、擴大，呈現被稱為「水腎」（Hydronephrcsis）的狀態。

身體的排尿機制

膀胱就像是尿液的「貯水槽」。當膀胱的容量達到飽和就會產生尿意，這也是健康身體最基本的體內機制。

平均來說，膀胱的容量是三百全四百毫升，當尿液累積達到一百五十至兩百毫升時，就會產生尿意。然而，之所以就算產生尿意的瞬間，沒有馬上去上廁所也沒關係，是因為觸動尿意的尿液量和膀胱的實際容量之間，還有大約一百毫升左右的空間。

頁 15 圖上 1、2～5 的放大流程

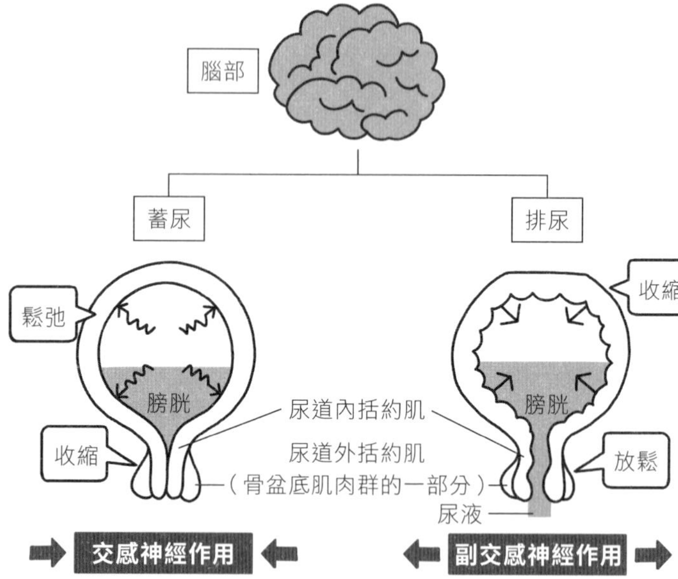

然後，排尿的最後一道步驟，其機制還有一點點複雜。

如果像水就快從杯子裡面溢出來那般，待尿液幾乎快把膀胱撐破時才產生尿意，身體未必能夠自然地排尿；又或者，去上廁所時，就算把膀胱的蓋子打開，尿液也未必能夠自然排出。

事實上，**要在膀胱容量尚未達到飽和時產生尿**

意，尿液才能自然排出。這是因為當膀胱肌肉緊縮的同時，膀胱的出口（尿道內括約肌〔**Internal Urethral Sphincter**〕）會放鬆，然後尿液就會從通往身體外面的通道「尿道」〔Urethra〕被送出。

這種收縮和放鬆的相反動作，會同時在膀胱內部發生，然後尿液就能「刷」地順暢排出。簡單來說，排尿動作是藉由膀胱內部不同肌肉組織的連鎖動作所產生。這樣大家是否都理解了呢？

第 1 章

什麼是「健康的排尿」？

「排尿時間」是判斷健康的重要指標

獅子、大象、小狗以及人類，儘管飲食生活和體型大不相同，但全都有一個共通點，那就是排尿時間約二十一秒。雖然令人震驚，卻是事實。

不過嚴格來說，某項研究證實哺乳類動物不論身體大小，排空膀胱的時間是二十一秒（正負十三秒），其中更明確指出，體重三公斤以上的哺乳動物，其排空膀胱的時間約二十一秒。

另外，該項研究證實，體重三公斤以上的哺乳類，其尿道的直徑和長度的比例，大約是一比十八，這一點也是完全相同的。換言之，不論是獅子、大象、小狗也好，長頸鹿、山羊、黑猩猩也罷，所有動物的排尿時間幾乎都是相同的。

明明心率、壽命和耗氧量等數據會因動物的種類而有不同，但排尿時間約二十一秒的這點卻完全一致。由於得到了這麼有趣的事實，這項研究還因此在二〇一五年獲頒搞笑諾貝爾物理學獎。所謂的搞笑諾貝爾獎（Ig Nobel Prize），是針對乍看好笑卻引人深思的研究，給予獎賞的諾貝爾的戲仿。

「動物的排尿時間各不相同嗎？」這項充滿玩心的研究，確實非常符合搞笑諾貝爾獎的精神，但另一方面，該研究證實的「二十一秒法則」似乎也蘊含著十分重要的暗示。

排尿時間二十一秒是生存的條件？

生物的器官大小和身體大小呈正比；當然，囤積尿液的膀胱也一樣，就像獅子比狗大，大象比獅子大那樣，身體愈大的動物，膀胱的容量也就愈大。單就這點來看，會感覺身體比較大的動物，其排尿的時間似乎也會比較多。

然而事實上，身體比較大的動物，膀胱比較大，相對地，尿道也會比較粗。換個比喻來說，就像大的貯水槽需要安裝較大的水龍頭那樣，所以動物們的排尿時間幾乎都是相同的。

話說回來，為什麼排尿時間會是大約二十一秒呢？如果按照達爾文自然淘汰論的說法，只要具備利於生存的特質就能存活於世上，那麼這個秒數應該隱藏著某種生存祕密。

其實名為膀胱的臟器，只有哺乳類才有。另外，不論是肉食性或草食性的哺乳類動物，盡可能不讓其他動物透過尿騷味發現自己的存在，對生存來說是比較有利的。

就這個觀點來說，**能夠累積一定尿液量的膀胱，或許是為了不讓自己頻繁排出尿液，以避免被其他動物發現自己的存在**。話雖如此，若花太多時間來排出累積的尿液，對生存來說也同樣不利。

不管是肉食性也好，草食性也罷，隨時做好備戰態勢，是生存的黃金法則。

雖然膀胱可以幫助減少排尿的次數，但如果排尿的時間必須花費數十秒，那會出現什麼樣的情況呢？肉食性動物抓捕獵物的機會恐怕會降低不少，而草食性動物遭獵捕的危險性則會提高吧？

因此，對於減少排尿次數並在短時間內排尿，以避免對生存造成威脅來說，「約二十一秒」或許是最完美的機制吧！

從「年齡」判斷膀胱和腎臟的健康狀況

膀胱進化的理由，其實至今尚未明朗，而前述「約二十一秒的排尿＝野生界的生存法則」論點也只是想像而已。然而，單就我們人類來說，排尿時間大約二十一秒，並不僅僅是個瑣碎的有趣話題。

為什麼？因為**排尿時間是身體年齡（判斷是否老化）的重要指標**。

膀胱的肌力會隨著年齡增長而逐漸衰弱，其次，男性更可能因攝護腺肥大症等多種主要原因，從而導致排尿時間拉長。

我和旭川醫科大學的松本成史教授及其研究團隊，曾針對二十一歲至九十四歲的男女進行過調查，研究結果發現，生育年齡內的排尿時間大約是二十一秒，明確證實了先前所介紹的研究。然而，排尿時間會隨著年齡增長而逐漸拉長。動物在過了生育年齡之後就無法活得更久，應該是只能在人類身上看到的特殊現象吧！

尿液緩慢流出、沒辦法在二十一秒左右內排完，當身體開始出現這種現象時，就是身體邁入高齡的徵兆。這並不僅是排尿困難的單純話題，**身體年齡是反映出與尿液相關的膀胱和腎臟等全身健康狀態的鏡子**。因此，透過尿液來評估健康，的確能提高實現健康長壽的機率。

年齡和排尿時間的關係（男性）

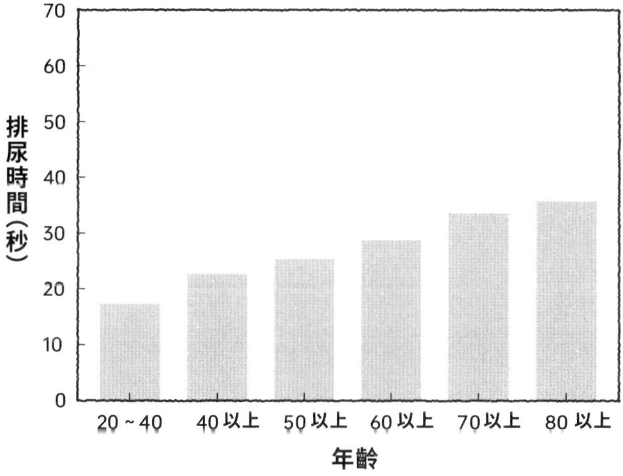

年齡和排尿時間的關係（女性）

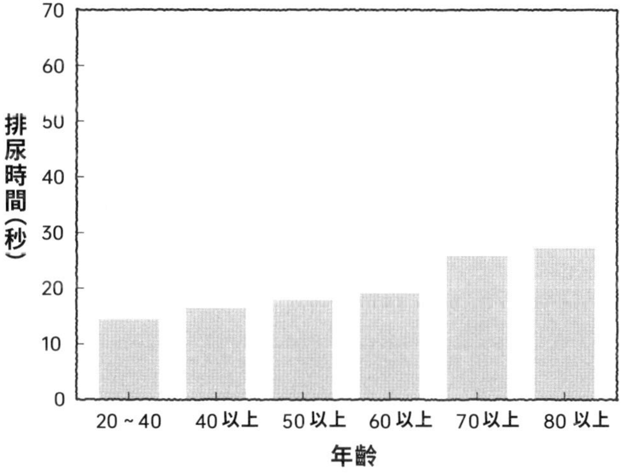

順暢排空的「快尿」條件

關於自律神經，相信很多人都知道分成緊張時處於優位的交感神經，以及放鬆時處於優位的副交感神經。我們在排尿時，這些神經也會產生作用。當尿液累積時，膀胱是由交感神經在作用。交感神經作用於膀胱的期間，膀胱本身的肌肉（逼尿肌）會放鬆，同時，位於膀胱出口的肌肉（尿道內括約肌）則會緊縮。

由於交感神經掌管緊張，所以往往給人肌肉收縮的印象，但實際情況則是膀胱本身鬆弛，膀胱出口緊縮。因此，就算膀胱裡面積滿尿液，尿液仍然不會從尿道內漏出。順道一提，憋尿時，是「尿道外括約肌」的肌肉在用力。

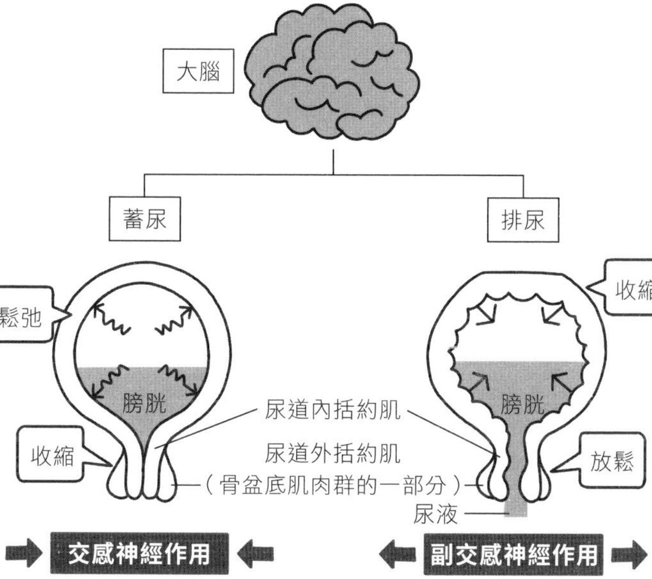

膀胱的收縮和放鬆，是由自律神經作用

尿道外括約肌位於膀胱出口處、尿道內括約肌的下方，不屬於自律神經的掌控。

當膀胱積滿尿液時，膀胱的感覺神經會向大腦傳遞訊息：「膀胱裡面的尿好像已經滿了。」接著，大腦就會向膀胱下達指令：「那就排尿吧！」接下來，作用於膀胱的自律神經就會切換成副交感神經。然後，就會產生與累積尿液相反的動作——膀胱本身的肌肉會緊繃，膀胱出口的肌肉則會放鬆，如此一來，尿液就會從膀胱裡被推擠至尿道，進而產生排尿的動作。

快尿就是「充分累積」後能「順暢排空」

就像這樣，排尿時一部分的肌肉會收縮，同時另一部分的肌肉則會放鬆，因此尿液排空後，就會產生放鬆的暢快感。

在放鬆狀態下使用應該使用的肌肉，沒有多餘的緊繃，這樣的狀態就是「最佳性能狀態」。排尿，可說是人類一天當中能夠發揮最佳性能的瞬間。

感受到尿意、進到廁所，在二十一秒內順暢排空，這樣的健康排尿就是毫無壓力的排尿；旭川醫科大學的松本成史教授將它命名為「快尿」。

大家都知道，心情愉快時大腦內會分泌出幸福激素血清素（Serotonin），事實上，**血清素也和排尿時的膀胱收縮有關**。

那麼，快尿的條件是什麼？就前文的討論，可以歸納出兩個條件。第一，是膀胱內充分積滿尿液；第二，則是尿液從膀胱內順暢排空。然而，當人因為年齡增長等因素而失去這些條件時，就會發生各式各樣的排尿問題。

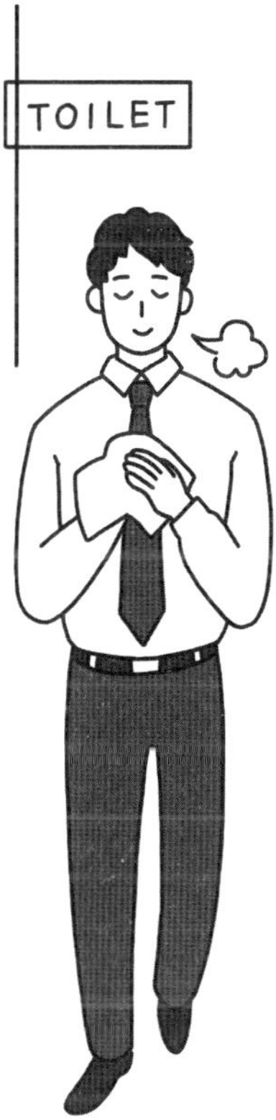

◉排尿煩惱大多與「老化」有關

雖說老化的程度、顯現的方式、發生的時期因人而異，不過，所有人必定都會面臨老化現象。

排尿也不例外，排尿的老化現象與前篇所描述的「快尿」則完全相反。其中，最典型的症狀是頻尿、殘尿感、尿失禁；男性最早發生在四十歲，女性則是在五十歲左右出現。**出現排尿老化現象的最主要原因，是膀胱肌肉的衰弱**。

膀胱就像是厚橡膠氣球的肌肉囊袋。隨著年齡增長，動脈硬化等問題會導致流至膀胱的血液（血流）減少。血液和肌肉有著非常密切的關係，因此，一旦膀胱的血流減少，膀胱的肌肉就會失去柔韌度而逐漸變硬。

如果說年輕時的膀胱是橡膠氣球，那麼年齡增長後的膀胱就像是紙氣球。當伸縮性下降，膀胱的容量也會縮小。也就是說，就會失去前一篇所描述的「快

膀胱的伸縮性會隨著年齡增長而衰弱

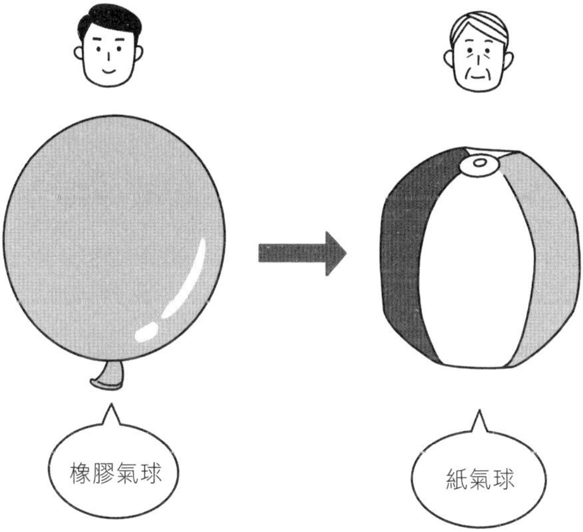

尿」的條件之一——膀胱內充分積滿尿液，自然就會頻繁地想上廁所。這樣的問題在於，是否能夠得到「一口氣順暢排空」的暢快感。

換言之，只要能順暢排空，完全沒有半點殘尿感，就算上廁所的次數比其他人多一點，也未必就是膀胱老化的現象。

膀胱也會肌力衰退？

另外，當膀胱的肌力衰退，

想排尿時自然就無法充分收縮。也就是說，當膀胱把尿液往外推擠的力量變弱，需要花二十一秒以上的時間才能排空尿液，就等於無法排空尿液，進而產生總是想去上廁所的感覺。如此一來，就會失去快尿的第二個條件——尿液從膀胱內順暢排空。

所謂的尿失禁，是只要腹部稍微用力就會漏尿，又或者突然產生尿意，而完全來不及去上廁所的現象。雖然生產後的年輕女性也會碰到這種情況，不過比較常見的還是中老年人。

隨著年齡增長之後，支撐膀胱的構造會變得鬆弛，膀胱也會變得更加敏感，因此就更容易發生漏尿的情況。

另外，在男性方面，年齡增長所造成的攝護腺肥大症，進而導致頻尿、殘尿感或尿失禁的案例也非常普遍。

為什麼一緊張就會想上廁所？

除此之外，還有另一個年齡增長就會頻繁上廁所的意外理由。

誠如前述，尿液累積時，作用於膀胱的是交感神經；與此相對，排尿時，作用於膀胱的則是副交感神經。但是，當人感受到壓力時，就算膀胱的容量還沒有爆滿，還是有可能產生尿意。

相信很多人都有過類似的經驗吧！例如，站在人群前面、進行重大考試或演講之前，總會有

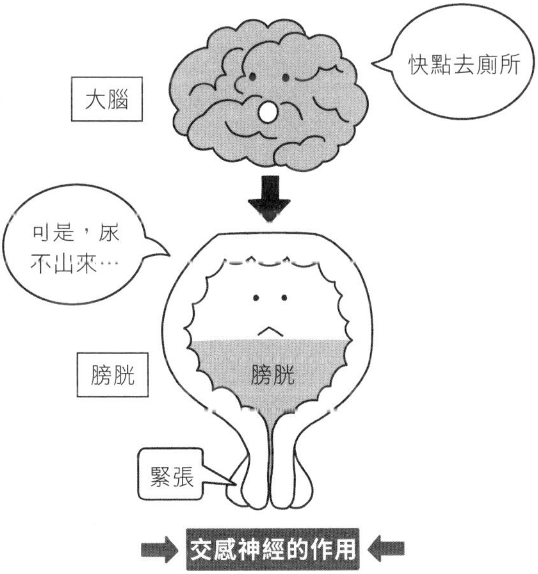

突然想上廁所的感覺。不過，那並不是什麼嚴重的事情。另外，應該也有很多人發現，天氣寒冷時，上廁所的次數似乎也會增多。

不管是哪種情況，關鍵都在於大腦交感神經的作用。當身心感受到壓力時，全身的肌肉會因為交感神經的作用而變得緊繃，導致原本應該放鬆的膀胱肌肉也跟著收縮。這便是緊張會產生急促尿意的原因，同樣地，交感神經的作用也會導致膀胱的出口變得緊繃，所以當你慌忙衝進廁所時，實際排出的尿液並沒有想像中多。

年紀愈大，壓力愈大？

那麼，在這樣的壓力下所產生的尿意和老化，兩者之間有什麼關係呢？

關於感受到壓力的程度，首先源自於天生的個性。有些人站在人前幾乎不會感受到緊張，也有些人光是因為看電影或演出活動，有兩小時的時間無法去上廁所，就會感到不安，進而想去廁所。

除此之外，實際上隨著年齡的增長，感受到壓力的程度也會變得更容易。例如，年輕時明明能輕鬆地穿越人群，但在年老之後，就沒辦法順利地在人群中穿梭，這就是老年人比年輕人更容易感受到壓力的典型範例。

所謂「以近知遠，以一知萬」，相較於感知和運動能力都很靈敏的年輕人，有些中高年齡的人甚至連一點瑣碎小事都沒辦法做好，身心方面也比較容易感受到壓力。也就是說，**隨著年齡增長，交感神經更容易處於優勢，因此也就更容易發生頻繁想上廁所，或是突然想上廁所的現象。**

這可說是「老化」導致頻尿或尿失禁的隱性主因。

column

日本人比歐美人更常跑廁所？

每次到歐美國家時，總有件事讓我感到十分在意，那就是歐美的公共廁所比日本少。

就泌尿科專家的觀點來看，我認為其背後的原因肯定和膀胱容量的差異有關。事實上，歐美人貯存尿液的膀胱容量比日本人等亞洲人更大，所以歐美人的排尿次數相對較少；這或許就是歐美各國的公共廁所數量比較少的原因。

然而誠如前述，動物的身體大小和臟器的大小呈正比。人類也一樣，歐美人和亞洲人的體格明顯不同，所以就算膀胱容量有差異，造成排尿次數的落差，一點也不奇怪。事實上，我曾經幫歐美人動過手術，當時就有種「歐美人的臟器比日本人更健壯」的感覺。

在國外觀看日本隊和外國隊的運動賽事時，在會場廁所外面大排長龍的通常只有日本球迷而已。

「趁現在去上個廁所吧！」雖說也可能是受到天生的嚴肅性格影響，不過，之所以會憂心上廁所的問題，或許是因為日本人的膀胱容量比歐美人小的關係。

在日本，當你有「想上廁所」的念頭時，通常都能馬上找到廁所，有時也能向超商等店家借廁所，但在國外卻沒有那麼便利。

善用尿墊等物品，絕對不丟臉

為此，去國外旅行時，建議養成經常確認廁所位置的習慣，才能夠更安心地旅行。如果是已經有頻尿問題的人，就更應該如此。

畢竟，任何人都不希望在難得的國外旅遊途中，發生來不及上廁所的出糗經驗。絕對不要覺得不好意思，正因為是難得的國外旅遊機會，才更應該善用尿墊或尿褲等商品，讓自己更安心地旅遊。

第 2 章

什麼是「不健康」的排尿？

◉排尿次數增加、殘尿感，都是警訊

大家有注意到自己一天排尿幾次嗎？年輕時期就算了，如果在中高年齡時出現落差，最好還是留意比較好。**一般來說，正常的排尿是一天五至七次。**

頻尿和夜尿，哪一種比較嚴重？

如果一天排尿超過八次以上，就算是頻尿症。另外，如果在就寢後、起床前的睡眠期間，起床上廁所一次以上，就算是夜尿症。這兩種情況都是攸關生活品質的不適症狀，其中更應該嚴肅看待的是夜尿症。

根據日本的夜尿症調查，四十至五十歲之後，有半數以上的人會在半夜起床上廁所一次；甚至過了六十歲以後，約有八成以上的人會在半夜起床上廁所。夜

夜尿症患者的比例

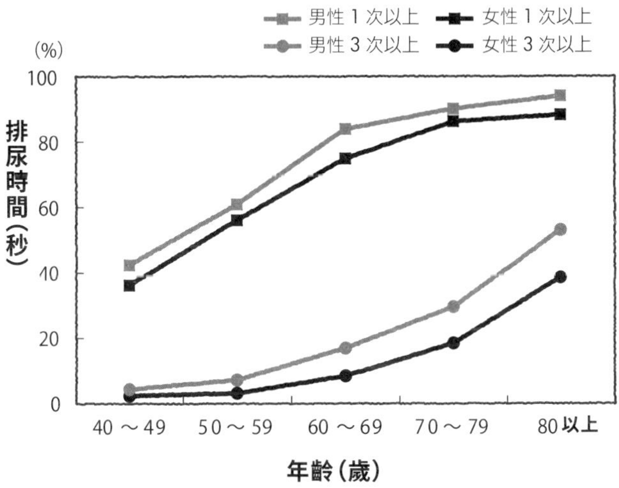

資料來源：本間之夫等人，日本排尿機能學會。

尿症會因下列的各種原因，出現單次或連續性的相關症狀。（編按：據統計，台灣四十歲以上者，約近四成有夜尿習慣，換算人口後大約是七百二十萬人。）

夜尿症的原因❶ 尿液過多

基本上，一旦尿液量變多，就沒辦法只靠白天醒著時的上廁所次數，將所有尿液排空，自然就會出現半夜上廁所的情況。尿液過量的原因，除了單純的水分攝取過量，還有因糖尿病引起多尿的案例。

罹患糖尿病之後，血糖值（血液中的糖濃度）會變高，同時血液的滲透壓也會跟著升高。如此一來，細胞的水分就會被吸進血液裡，使得血液量增加，尿液量就會變得比平常更多。

結果就是導致體內水分不足，進而感受到強烈的乾渴感。於是就會喝進更多水分（多飲），致使上廁所次數增加（多尿）的惡性循環。半夜因為口渴而起床喝水，很可能就是因為罹患了嚴重的糖尿病。

夜尿症的原因❷　水分滯留在身體裡

攝取過多水分，導致水分在體內滯留，也是導致夜尿症的原因。

人體攝取水分後，水分會在經由腎臟過濾之後流進血液裡。然後，那些水分會從血管流回心臟，從心臟送出的血液會從動脈流往末梢血管，再經由靜脈，再次返回心臟。

不過，並不是所有的水分都會流回心臟，有時水分會滯留在身體內的肌肉或脂肪外的組織。有些人到了傍晚就會出現腳部浮腫的情況，就是這個原因所致。有這種情況的人，在睡覺時因身體呈現平躺狀態，所以滯留在身體裡的水分會再次流回心臟。這個時候，水分就會形成尿液，自然就會導致半夜的尿液增加。

穿著絲襪可以有效預防這種情況。把彈性絲襪穿在腳上，就能避免多餘水分的滯留。

另外，最近開發的高功率磁療儀能讓骨盆肌肉產生細微振動，就能讓水分返回身體裡，藉此改善夜尿症。

夜尿症的原因❸　尿液不夠濃

一般來說，睡覺期間的排尿次數之所以比清醒時少，是因為睡眠期間會分泌名為升壓素（Vasopressin，簡稱ADH）的激素。

尿液有九十%是水分，而升壓素能增加腎臟的水分再吸收量，亦即：具有讓睡眠期間累積在膀胱的尿液量，比清醒期間更少的作用，簡言之就是「濃縮尿液」。

也就是說，夜晚睡覺的期間，製造出的尿液量不像白天清醒時那麼多，所以膀胱就不會輕易積滿尿液，自然就不需要起床上廁所。早上起床時的尿液顏色之所以較濃，也是因為升壓素所致，使得尿液的成分變濃。

當升壓素的合成和作用出現障礙，就會引起「尿崩症」（Diabetes Insipidus）。這樣一來，膀胱積滿尿液的速度就會跟白天相同，進而出現半夜有尿意、起床上廁所的情形。

升壓素的夜間分泌量會隨著年齡增長而逐漸減少。以夜間能製造的尿液量是全天分量的三分之一以上來說，假設一天的尿液量是一．五公升，那麼，在夜晚睡覺期間製造出的尿液量超過五百毫升的人，就可能是因為升壓素的分泌減少，導致夜間多尿。這一類的患者只要服用類似於升壓素，名為去氨加壓素

（Desmopressin）的藥物，就能獲得有效的改善。

另外，升壓素也能有效改善孩童的尿床問題。有些兒童也可能發生升壓素分泌不足的問題。孩童若有尿床困擾，不妨試著評估看看。

夜尿症的原因❹　膀胱的彈性變差

膀胱生成的氣體一氧化氮（Nitric Oxide），具有給予膀胱及膀胱出口肌肉彈性的作用。一旦罹患高血壓、糖尿病、高血脂症或動脈硬化等所謂的生活習慣病，身體就無法製造出足夠的一氧化氮。

當一氧化氮不足、導致膀胱的彈性變差時，膀胱就會變硬，同時尿液的累積量也會減少，膀胱就會比平常更快積滿。這樣一來不光是清醒的白天，就連睡覺的夜晚也會頻繁地感受到尿意。

甚至，一氧化氮不足也會導致膀胱出口變得不容易放鬆，以致就算去上廁所，仍會有尿液阻塞、無法順暢排空的感覺，從而形成不斷想上廁所的惡性循環。

夜尿症的原因❺　腎功能衰退

一旦腎臟功能衰退，導致尿液無法濃縮時，尿量就會增多。腎臟衰竭、慢性腎臟病也會引起夜尿症。

夜尿症的原因❻　睡眠呼吸中止症

近來，在睡眠期間發生呼吸停止症狀的睡眠呼吸中止症（Sleep Apnea Syndrome），格外受到矚目。這個病症好發於打鼾、白天感受到強烈睡意的人，不過，年僅三、四十歲，總是在半夜起來上廁所的人，建議也應該接受睡眠呼吸中止症的檢查。

睡眠呼吸中止症會導致大腦的交感神經過度活躍或一氧化氮減少，使得膀胱變硬，同時心臟會在睡眠期間釋放出利尿激素，進而導致尿液量的增加。

睡眠呼吸中止症的治療方法CPAP（持續正壓〔陽壓〕呼吸器療法），是利用機械把施加壓力的空氣，從鼻腔注入氣管（呼吸道）使氣管擴張，從而防止睡眠期間停止呼吸的治療法。CPAP同時也能減少心臟分泌利尿激素，如此就能睡得更香甜，不需要起床上廁所。

另外，心臟病會降低心臟的幫浦功能，以致心臟分泌出利尿激素，導致睡眠期間的尿液量增多。

夜尿症的原因❼　攝護腺肥大症

在男性方面，攝護腺肥大症也會導致夜尿症。攝護腺一旦肥大，膀胱就容易受到交感神經的刺激，變得比較敏感，更容易引發突如其來的尿意。其中更嚴重的情況，是攝護腺癌也會引起夜尿症。

夜尿症的原因❽　老化

隨著年齡的增長，往往也會變得比較淺眠，因此就更容易感受到尿意，也就很難避免半夜持續跑廁所的情況發生。

夜尿症的原因❾ 心理因素

壓力等心理因素也會引發夜尿症。一旦身體的緊張沒有得到緩解，交感神經就會產生作用，引起日夜頻尿的問題。反之，當壓力得到緩解，頻尿的問題也會隨之迎刃而解。若是仍然遲遲無法痊癒，服用抗焦慮藥或抗憂鬱藥，就可以有效獲得改善。

相反來說，如果因為憂鬱症等問題而服用抗憂鬱藥，有時反而會造成排尿困難。

夜尿症的原因❿ 咖啡因、酒精、吸菸

咖啡、紅茶、酒、香菸，都會使膀胱變得更加敏感。夜晚攝取咖啡因、酒精、吸菸，可能都與夜尿症有直接關係。這時只要重新檢視生活習慣，應該就能馬上獲得緩解。

如果有夜尿症，該怎麼辦？

誠如前文所述，造成夜尿症的原因形形色色。有些情況只要自己多加注意，就能獲得改善，但有些情況建議還是進一步找醫師諮詢比較適切。

找醫師諮詢時，也未必非找泌尿科不可。如果懷疑可能是高血壓或心臟病，就找心臟內科；如果認為可能跟肥胖或睡眠呼吸中止症有關，或許就求助減肥門診，總之，採取適當的因應措施會比較好。

夜尿症會經常性地擾亂睡眠，進而影響到白天的工作表現。如果因為半夜不斷起床上廁所，導致睡眠不足，白天就會經常出現發呆、精神不濟的情況，甚至可能導致意外發生。另外，揉著睡眼惺忪的眼睛，一邊走向廁所的途中，也可能發生摔倒導致骨折的風險。骨折可能導致必須長期臥病在床，陷入需要他人照護的窘境。由此可見，夜尿症的嚴重性絕對不容小覷。

當自己出現半夜起床上廁所的情況時，首先，必須了解所有可能的各種因素，試著從中找出符合自己狀態的可能原因，或是試著諮詢泌尿科醫師，這樣才能促進排尿的抗老化。

如果年過七十歲，依然沒有半夜起床上廁所的問題，就代表你的生理年齡比實際年齡還要年輕。

想要排尿抗老，需要先「腎臟抗老」？

排尿抗老所不可欠缺的，是腎臟的抗老化；也就是說，要想健康排尿，得打造一個沒有生鏽的腎臟。

腎臟具有過濾血液中老廢物質的功能。血液會進入腎臟中名為腎絲球的器官，並在該處過濾物質，接著在尿液流經腎小管的過程中，吸收必要的營養素和礦物質，同時排出老廢物質以及飲食攝取的過量酸性物質。根據結果，尿液基本上就是由酸性物質所構成。

這樣的臟器工作必須消耗大量的能量，因此容易產生活性氧。如果沒辦法保護身體免於活性氧的傷害，細胞就會老化，最終就會導致動脈硬化或腎功能下降。

可是，腎臟本來就具備遠超過身體需求的充足功能，因此，除非狀態相當嚴重，否則血液檢查並不會顯示出腎功能下降的跡象。一旦血液檢查出現異常，未來的五年、十年期間，腎功能就會逐漸下降，最終就會形成需要洗腎（血液透析）或腎臟移植的腎功能衰竭。

若要打造不生鏽的腎臟，首先，必須盡可能減少活性氧，緩解壓力、減少攝取過多熱量、避免肥胖、規律運動，以上都是非常重要的事情。

另外，說到飲食，**肉類中含有磷酸和鹽酸等物質，而身體必須把酸的部分排出體外，因此吃太多肉也是造成腎臟負擔的主要原因。**

「磷」增多會導致腎臟生鏽

磷攝取過量的問題，是最近才浮上檯面的話題。基本上，磷是構成身體所必需的礦物質，它會和鈣質一起形成骨骼。然而，透過飲食攝取的磷分量，本來就會受到非常嚴格的管控。一旦攝取的磷超過人體所需，血管就會變硬，產生鈣化，進而引起動脈硬化。如果磷的濃度上升，就代表身體正在逐漸老化，因此對身體而言，確實控管磷的分量是非常重要的事情。

負責把磷排出體外的重要物質，是大多存在於腎臟、被稱為可羅素（Klotho）的基因。可羅素也與壽命、老化有關。如果要保護可羅素，就必須避免磷的過量攝取，並同時保護腎臟的功能。

然而就我們的現代飲食來說，肉、即時食品、速食、火腿或香腸等加工品，以及餅乾或可樂等碳酸飲料，這些食品所含的磷全都超出人體的必需量。因此，現代人很容易攝取過量的磷，以致腎臟變得比較容易老化。

腎臟的老化，也就是腎臟生鏽，其實就是所謂的酸化。腎臟一旦生鏽，就會導致過濾裝置的腎絲球數量減少，進而演變成慢性腎臟病。在第四章，我會詳細介紹如何防止這種情況發生的飲食習慣。

為什麼會排尿困難或有殘尿感？

排尿困難、殘尿感與頻尿症、夜尿症有著無法割捨的密切關係。兩者主要都是因為老化造成膀胱的血流減緩，導致膀胱收縮力（排尿能力）下降的不適症狀。

以男性來說，攝護腺肥大症也會引起排尿困難和殘尿感。攝護腺呈現包覆著尿道的形狀，因此攝護腺一旦肥大，尿道就會受到壓迫，就像是軟管遭受擠壓那樣，導致尿液的通道變得狹窄，尿液自然就很難排出（詳細請見頁七九至八一）。

如果要在尿道狹窄的狀態下排尿，膀胱就必須更加用力，花費更大的力量才能把尿液推擠出去。

攝護腺肥大症的初期，膀胱的肌肉會高高隆起，就像穿著「鐵木屐」那樣。如果在這個時期實施肥大症的手術，就能找回猶如高中生般的「快尿」，然而，如果膀胱持續承受沉重負擔，卻又不去理會，膀胱就會趨於疲憊。結果就是，膀胱就只剩收縮功能，最終變成只貯存尿液而不排尿的囊袋，陷入稍後會介紹的低活動性膀胱（Underactive Bladder）。

● 突然產生強烈尿意，是膀胱過動症？

最近，愈來愈常在電視廣告等媒體上看到膀胱過動症（Overactive Bladder），由此可見，應該有不少人為相關症狀而煩惱不已。

實際上，根據膀胱過動症治療指南的調查，四十歲以上的日本男女約有十四．一％的人患有膀胱過動症，估計患者人數超過一百萬人之多。（編按：據台灣資料顯示，膀胱過動症的盛行率約十六．九％，女性盛行率高於男性，且隨著年齡增加，盛行率也跟著增加。六十歲以上罹患膀胱過動症的人口更高達二十八．二％。）

所謂的膀胱過動症，是指全天頻繁感受到無法忍耐的強烈尿意，就連夜間就寢時也毫不例外的症狀。在專業領域中，該症狀被稱為「急尿」（Urinary Urgency），而膀胱過動症所引起的尿失禁則稱為「急迫性尿失禁」（Urge

Incontinence）。一般來說，當院方檢測結果發現，急尿每週一次以上、一天排尿八次以上，就會被診斷為膀胱過動症。

如果有急切尿意來襲的不安或失禁的擔憂，就算因此而盡可能避免外出，但仍無法根本解決問題。膀胱過動症可說是影響人生樂趣的嚴重煩惱。

膀胱過動症的主因，是膀胱的血流供應下降

膀胱的血流供應下降、膀胱神經受損、肌肉變硬，都是導致膀胱過動症的主要原因。這樣一來，膀胱就會失去彈性，除了無法充分累積尿液之外，受損神經所分泌的物質也會因輕微刺激，導致膀胱收縮；這便是無法忍耐的強烈尿意的真實面貌。

除此之外，泌尿道感染或結石等泌尿器官疾病、腦中風或帕金森氏症等腦部疾病、脊髓損傷或多發性硬化症等脊髓疾病，也會引起膀胱過動症。

膀胱過動症往往會被視為女性的泌尿問題，但其實男性若罹患攝護腺肥大症，也會因為交感神經的作用而引起膀胱過動症。因此，不論是男性或女性，患者數量都會隨年齡增長而攀升。不過，膀胱炎和膀胱癌也會造成類似症狀，因此，專科醫師的診察是絕對必要的。

不管是膀胱的血流供應下降也好，攝護腺肥大症也罷，都與老化有著密不可分的關係。就結果而言，膀胱過動症也可說是老化引起的泌尿問題之一。

如果發生突然想去上廁所的情況，首先，收緊臀部的膀胱伸展運動對預防膀胱過動症來說，非常重要（詳情請見頁一五一至一五二）。

一般來說，膀胱過動症通常都是採取投藥治療。除了抑制膀胱的神經過敏之外，還會使用與膀胱彈性相關的藥劑、中藥。另外，近幾年更開發出把磁石貼在腹部或臀部，使患者不容易產生急迫性尿意的高能量磁氣治療器。

● 膀胱變硬的兩大原因

一旦膀胱變硬，就會引起頻尿症或夜尿症等排尿問題。其中一個原因是流到膀胱的血液變少，除此之外，還有另外兩個可能的原因。

首先，是活性氧的問題。活性氧是代謝食物、製造能量時，絕對會產生的副產物。活性氧是對人體有害，卻又必然會產生的物質，因此想當然耳，人體當然也就具備處理活性氧的能力。可是，當活性氧持續產生，遠超過身體能夠處理的容許量，又或是處理能力下降時，身體就無法徹底處理有毒的活性氧。臉部皺紋等老化現象，大多都是活性氧所引起。

活性氧一旦增多，身體內部的氧化壓力就會增強，而氧化就是所謂的「生鏽」。當生成的活性氧量遠超過身體的處理能力，血管等體內所有組織的細胞就會生鏽。當然，膀胱也不例外。不僅會導致膀胱的血流供應下降，膀胱細胞的生鏽情況也會造成膀胱功能的下降，就更難製造出一氧化氮。

於是就會出現膀胱失去彈性，無法充分累積尿液，又或者頻繁產生尿意、尿道出口很難放鬆，進而導致無法排空尿液。

排尿和男性激素下降有關

出現經常跑廁所的第二原因，對於男性而言，是男性激素下降。膀胱的彈性與膀胱的血流量，與前文所提及的一氧化氮有關，但其實男性激素睪固酮（Testosterone）也具有軟化膀胱肌肉的作用。

雖然美國的沃納（Werner）博士早在一九三九年就曾提出男性也有更年期障礙的概念，不過，這個概念直到近幾年才在專家之間獲得認同。與此同時，男性也會因為老化和壓力，出現男性激素減少分泌的情況，進而造成體重增加、工作衝勁降低，同時，也會出現性慾減退、ED（勃起功能障礙）、憂鬱、全身倦怠感、潮熱或盜汗的症狀，甚至還會引發頻尿症。

如果你最近因為體重增加而造成頻尿，或工作提不起幹勁，建議盡快尋求專業機關的協助。另外，也請務必參考下頁的檢測表，釐清相關症狀。

現在，我就職的順天堂大學醫院等，專門治療男性更年期障礙的醫療機構，也有增多的趨勢。

具體而言，改善消除此症狀的方法，有生活習慣的指導、中藥、營養輔助品、激素替代療法等各式各樣的方法。總之，千萬不要認定身體狀態不佳是因為年紀問題，進而早早放棄。

男性更年期檢測表

請針對各個項目勾選相對應的程度，並進行分數統計。

CHECK POINT	無 1分	輕 2分	中等 3分	嚴重 4分	非常嚴重 5分
❶ 認為整體的身體健康狀況不佳。	□	□	□	□	□
❷ 腰部、背部和手腳等關節或肌肉會疼痛。	□	□	□	□	□
❸ 無論運動或緊張與否，會突然盜汗或潮紅。	□	□	□	□	□
❹ 難以入睡、沒辦法熟睡、淺眠。	□	□	□	□	□
❺ 容易想睡，經常感到疲憊。	□	□	□	□	□
❻ 對小事感到焦慮、對人亂發脾氣。	□	□	□	□	□
❼ 容易緊張、情緒不穩定、沒辦法冷靜，變得神經質。	□	□	□	□	□
❽ 出現恐慌症等焦慮感。	□	□	□	□	□
❾ 對休閒活動興趣缺缺，做什麼事都得不到成就感。	□	□	□	□	□
❿ 感覺肌力下降。	□	□	□	□	□
⓫ 容易沮喪、掉淚、精神不振等，容易陷入憂鬱。	□	□	□	□	□
⓬ 感覺自己的全盛期已經過了。	□	□	□	□	□
⓭ 感到精疲力盡，陷入谷底。	□	□	□	□	□
⓮ 鬍子生長的速度變慢。	□	□	□	□	□
⓯ 感覺性能力衰退。	□	□	□	□	□
⓰ 早晨勃起（晨勃）的次數減少了。	□	□	□	□	□
⓱ 對性缺乏興趣、沒有性慾。	□	□	□	□	□

共計　　　　　分

診斷結果

17～26分	27～36分	37～49分	50分以上
沒有異常	輕度症狀	中度症狀	重症，應接受醫療機關檢查！

參考資料：〈老年男性遲發型性腺功能低下症（LOH症候群）治療指南〉

◉肥胖者更容易有頻尿問題？

頻尿也和體型有著密切的關係；直接先說結論：愈肥胖的人，愈容易經常跑廁所。

這其中有幾個主要原因。首先，誠如前述，導致膀胱變硬的活性氧所造成的氧化壓力，以及男性激素下降，都是肥胖者的共通問題。

活性氧增多的其中一個關鍵原因，就是飲食過量。暴飲暴食是導致肥胖的原因，吃得愈多，身體就必須進行更多代謝活動。也就是說，肥胖的人吃得比較多，所以生成的活性氧量就可能超出身體的處理能力。因此，比平常更多的氧化壓力就更容易造成膀胱的生鏽，以致促進膀胱彈性的一氧化氮下降，就更容易造成頻尿症。

那麼，男性激素下降又是怎麼一回事呢？

睪固酮的量和肌肉量呈正比。通常，肥胖的人脂肪比較多，肌肉較少；換言之，肥胖者的男性激素會比一般正常體態者更少，因此，就會造成膀胱彈性下降、膀胱容量減少，也就更容易罹患頻尿症。

胰島素與細胞激素的惡性循環

肥胖者容易罹患頻尿症的原因，除了前述說明之外，還有另外兩個成因。

第一，是與胰島素（Insulin）有關。胰島素是與醣類代謝相關的激素。但是，當肥胖達到病理階段時，身體就會陷入被稱為「胰島素阻抗」的狀態，以致無法有效利用胰島素。然而，由於醣類不能在不代謝的情況下持續留滯在血液裡，所以為了處理醣類，身體就會想辦法分泌更多的胰島素。

其實，胰島素也具有活絡交感神經的作用。因此，一旦胰島素的分泌量增多，身體就更容易在膀胱容量充滿之前產生尿意。

第二，是與細胞激素（Cytokine）有關。細胞激素是脂肪細胞所含的發炎物質，如果體內增加太多細胞激素，氧化壓力就會更加強烈。

說到這裡大家應該已經明白了吧？細胞激素帶來的氧化壓力會減少一氧化氮，使膀胱失去彈性。這就是為什麼肥胖者比較容易罹患頻尿症的原因。

另外，由於肥胖所引起的高血壓、睡眠呼吸中止症，從而出現夜尿症的案例也十分常見。

高齡且身材瘦小者，更容易頻尿？

可是，如果是高齡者的情況，反而是愈瘦的人愈容易有頻尿症的問題。不過，這並不代表體型瘦小就會頻尿。

心臟病和糖尿病都會造成營養不良（雖然糖尿病主要是肥胖所致，但由於此病症會導致身體無法充分利用醣分，所以可說是一種營養不良），以致體重減輕；同時這兩種疾病，也都會引起頻尿症和夜尿症。更有甚者，身體還很容易因體重減輕，陷入全身肌肉減少的肌少症（Sarcopenia）狀態。

無可避免的，隨著年齡增長，罹患心臟病或糖尿病的機率就會變得更高。高齡者之所以會有愈瘦愈容易頻尿的可能性，主因是高齡者更容易罹患導致體重減輕且造成頻尿的疾病。

◉令人煩惱又困擾的尿失禁

在突如其來的瞬間漏尿、來不及上廁所、發現時內褲早已濕透……，這些都屬於尿失禁的症狀。一般來說，成年人的尿失禁大致可分成三種。

第一種是壓力性尿失禁（Stress Urinary Incontinence），例如，咳嗽、打噴嚏、笑、騎腳踏車等腹部用力時的瞬間突然漏尿，都屬於此症狀。這類症狀尤其常見於四十歲以上的女性，原因有幾種。

首先，源自於身體構造。女性位於膀胱出口的尿道括約肌（Urethral Sphincter）比男性虛弱無力。男性的尿道比較長，尿道括約肌由攝護腺牢牢支撐著，而女性的尿道比男性短，相形之下，支撐尿道括約肌的肌肉也比較弱。

其次，若再加上生產或婦科手術，就會進一步削弱尿道括約肌的支撐，以致只要腹部稍微用力，就容易造成漏尿。

另外，由於生產和年齡增長，導致骨盆底肌虛弱無力，也是壓力性尿失禁的原因之一。骨盆底肌也有壓迫尿道、阻止尿液流動的功能。骨盆底肌一旦虛弱無力，閉鎖尿道的能力就會變差，於是就會在腹部用力的瞬間引起漏尿。

更有甚者，已經生產多次的女性，在多數情況下，其支撐膀胱和尿道的筋膜作用也會變差。如此一來，就如同把裝有水的囊袋放在不穩定的場所，自然就容易在突如其來的瞬間外漏。

第二種是急迫性尿失禁（Urge Incontinence）。這是指膀胱變得敏感，容易在違背意願的情況下漏尿。通常都是突然感受到尿意，卻無法控制排尿而導致外漏。另外，前述提到的膀胱過動症，也會有相同的症狀。

造成急迫性尿失禁的主要原因是老化。根據統計數據顯示，在不分男女的情況下，四十歲約有十二%、七十歲約有二十%的人有急迫性尿失禁的問題。除了老化之外，某種腦部疾病導致大腦發出的指令中斷、泌尿器官發炎等，也都是急迫性尿失禁的成因。

另外，也可能是因為一洗手就會想上廁所之類的某些特定知覺。就像巴夫洛夫的狗（Pavlov's Dog）的條件反射那樣，某種特定知覺促使了大腦送出收縮膀胱的指令（反射性尿失禁〔Reflex Incontinence〕），進而導致尿失禁。

最後，**第三種是滿溢性尿失禁**（Overflow Incontinence）。這種尿失禁是發現時尿液已經「滿溢」，也就是尿液在幾乎無意識的狀態下，不斷洩漏的情況。這種症狀主要是男性的攝護腺肥大症所致。

不要獨自煩惱，盡快就醫

誠如前述，尿失禁可分為三種，造成的原因相當多，相對來說也有各種改善方法。

如果是輕微的壓力性尿失禁，只要鍛鍊尿道外括約肌和骨盆底肌，便可望獲得改善；如果情況較嚴重，大多仍可透過手術獲得好轉。

手術的技術不斷進步。過去的治療方法，都是以強化肌膜強度的無張力陰道吊帶術（Tension-free Vaginal Mesh）為主。這種手術方式，是把一種被稱為「網膜」（Mesh）的人造纖維網植入體內，藉此取代筋膜，以支撐住膀胱和尿道。

然而，由於這種手術必須把異物植入體內，所以也有許多副作用的報告，因此，現在已經不再施作。取而代之的是使用雷射加熱膀胱周圍，用以治療尿失禁。目前，這個方法已經愈來愈普及。雷射手術不用開腹，不會造成身體的太大負擔，同時也能節省許多時間，方便又有效。因此，大家可以放心找專家諮商，不用感到太害怕。

至於膀胱過動症所引起的急迫性尿失禁，可服用能夠有效治療的藥物。至於滿溢性尿失禁，則需要針對攝護腺肥大症進行治療。根據肥大的嚴重程度加以判斷，可施以投藥治療、超音波手術、切除肥大部分的手術等各種治療方法。

男性專屬的泌尿問題——攝護腺肥大症

攝護腺位在膀胱的正下方，呈完整包覆尿道的形狀，是負責製造精液成分「前列腺液」（Prostatic fluid）的器官。正常來說，攝護腺的重量大約是二十公克。然而當攝護腺肥大時，重量可達兩百公克；若從大小來看，攝護腺會從核桃般的大小，肥大成雞蛋或橘子大小的情況。因此，就會造成尿道變狹窄，使尿液不容易通過。

沒有肥大的攝護腺具有「蒸菓子」般的柔軟收縮功能。當尿液通過尿道時，攝護腺會變鬆弛；尿液沒有通過時，攝護腺則會緊縮。

當「蒸菓子」裡增生出宛如腳上出現的老繭時，就會壓迫到膀胱、尿道，形成所謂的攝護腺肥大症。因此，就算感受到尿意去上廁所，仍無法順暢排空尿液，就會產生頻尿或殘尿感。

除了這些症狀之外，排尿量下降、排尿中斷、排尿延遲、排尿費力、無法排空尿液、急尿、滿溢性尿失禁等，都是攝護腺肥大症的主要症狀。

最嚴重的情況，是尿液聚積卻無法排出

攝護腺肥大症（前列腺肥大症）的病程分成三個階段。

第一階段是膀胱刺激期，此時無論是白天或夜間都會出現頻尿現象。雖然攝護腺正在肥大，但尿道的壓迫還不至於導致尿液無法排空。通常，只要去上廁所就能排空膀胱，但因為肥大的攝護腺會刺激膀胱和尿道括約肌，所以就會造成頻尿。

第二階段是殘尿發生期。在這個階段隨著攝護腺的持續肥大、尿道受到壓迫，導致很難排出尿液；就算去上廁所，仍會有五十毫升左右的尿液殘留在膀胱裡。因此，產生的殘尿感就會變得更多，同時頻尿的情況也會更頻繁。

當第二階段的症狀持續惡化之後，有時也會出現突然無法排尿的「急性尿滯留」（Acute urinary retention），或是因為含有細菌的尿液滯留，引起泌尿道感染。泌尿道感染有時也會伴隨著排尿疼痛或血尿。

最後，**第三階段是尿滯留期**。病程發展至此後，膀胱內的殘留尿液會達到兩百毫升、三百毫升之多。這種程度的尿液累積量會造成膀胱肌肉的拉伸，進而導致彈性疲乏，於是，膀胱就很難在排尿時做出必要的收縮動作。下意識漏尿的滿溢性尿失禁，是第三階段的典型症狀。當彈性疲乏的膀胱失去排尿功能，累積在膀胱裡的尿液就會從被擠壓的尿道縫隙中流出。

到了第三階段，除了攝護腺會變得更加肥大、尿道被擠壓得更嚴重之外，膀胱也會開始出現各種問題。肥大程度持續惡化之後，別說是排尿困難，更糟糕的是演變成尿液完全無法排出的慢性尿滯留（Chronic urinary retention）。

腎臟會持續過濾血液，膀胱則會不斷累積尿液，可是嚴重肥大的攝護腺壓迫了尿道，導致尿液完全無法排出。如果發生這種情況，腎臟也會產生問題。

攝護腺肥大症的病程

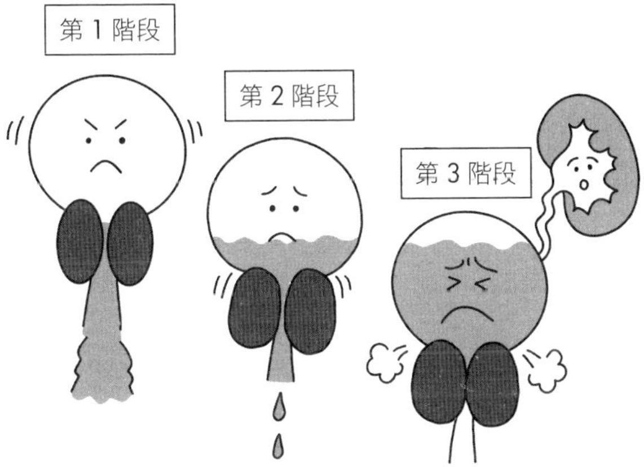

腎臟試圖把尿液輸送至膀胱，但膀胱早已飽和，尿液完全無處可去。然而即便如此，血液依然會持續不斷地輸送至腎臟，因此，腎臟就會因水分過多而腫脹，進而出現功能障礙，這就是所謂「水腎」所引起的腎功能衰竭。

尿滯留是非常痛苦的症狀，膀胱飽和卻無法自然排尿，所以往往會伴隨著劇烈的下腹部疼痛。這時，唯一的辦法就只能從尿道插入導尿管至膀胱，進行強制排尿。

什麼樣的人比較容易罹患攝護腺肥大症？

攝護腺是生殖器，因此年齡增長所導致的性激素變化，也與攝護腺肥大症有關。基本上，**男性激素下降，就會造成攝護腺肥大症**。

還有另一個不容忽視的原因，那就是與自律神經之間的關聯性。例如，強大的壓力狀態若長期持續，自律神經就會失衡，交感神經的優勢狀態就會持續。當交感神經處於優勢時，會分泌腎上腺素（Adrenaline）。當腎上腺素和腎上腺素受體（Adrenoceptor）合體之後，這樣的刺激會促使攝護腺的組織增生，進而壓迫到尿道。

不僅如此，在肥大的攝護腺組織中，腎上腺素受體之一的「α1受體」會增加。這會進一步刺激交感神經，使攝護腺的肌肉持續收縮，尿道也就會遭受到更多壓迫，使得排尿變得更加困難。另外，胰島素分泌較多的糖尿病患者也一樣，胰島素也會導致攝護腺肥大症的惡化。

那麼，什麼樣的人容易罹患攝護腺肥大症？攝護腺肥大症是好發於年長男性的疾病。換言之，最主要的原因是年齡增長，不過，壓力較大的人也是高風險族群。在沉重壓力之下，男性激素睪固酮會減少分泌，由此也可判斷，**睪固酮偏低的人比較容易罹患攝護腺肥大症**。

另外，高血壓、糖尿病和肥胖容易使交感神經處於優勢，有這些症狀的人也算是罹患攝護腺肥大症的高危險族群。

酒精和感冒藥，也可能是攝護腺肥大症的潛在誘因

尿路結石的成因，至今仍有許多尚未釐清之處，不過，當攝護腺肥大症造成尿液滯留時，尿液會受到細菌感染，以致結石成分積聚在膀胱內，就更容易發展成結石。

尿路結石可能產生鈍痛感、殘尿感、頻尿的不適感，甚至引起持續性發燒，

也可能造成日常生活的各種不便。

由此可見，引起各種排尿問題的攝護腺肥大症，對男性來說，絕對是不容小覷的病症。

除此之外，酒精和部分感冒藥可能也是攝護腺肥大症的潛在誘因。酒精會造成攝護腺充血，進而給尿道帶來更大的壓迫。

至於感冒藥大多都含有抗膽鹼劑（Anticholinergic Agent），該成分會抑制副交感神經的作用，使得交感神經處於優勢，以至於對膀胱造成更大的負擔和刺激。

因此，如果患有攝護腺肥大症者在感冒時，「先喝了點酒暖身，然後再吃了感冒藥後睡覺」，就會有引起急性尿滯留的危險。嚴重時，甚至可能在半夜想上廁所時完全尿不出來，最後痛得滿身大汗而被救護車送往醫院。

除了感冒藥之外，安眠藥、抗焦慮藥、心律不整的藥物、抗憂鬱藥、帕金森氏症的藥物等，也都含有抗膽鹼劑。

什麼樣的治療比較有效？

當男性發生上廁所次數增多、頻尿、半夜起床上廁所的情況時，可以嘗試藥物治療。常見的治療藥物有：放鬆尿道肌肉、使尿液順暢排出的選擇性α1交感神經阻斷劑；縮小攝護腺容積的5α還原酶抑制劑；促進膀胱血流，使膀胱變柔軟的PDE5抑制劑。

經過許多測試，已知這些藥物具有舒緩症狀的效果，然而，實際效果仍因人而異。由於藥物的種類繁多，請務必諮詢專業醫師，切勿自行投藥。

至於歷史悠久的中藥方面，則是採用牛車腎氣丸或八味地黃丸。可是，兩種藥物都不適合腸胃較虛弱的患者使用。

然而，當藥物效果不彰，或殘尿偏向慢性症狀時，就應採取手術治療。主要的手術方式是鈥雷射攝護腺剜除術（HoLEP），利用雷射把攝護腺肥大症的部位剜除。只要早期治療，便可望恢復成宛如高中牛般的排尿狀態。另外，也能提高男性激素，有助於男性的抗老化。

可是，鈥雷射攝護腺剜除術的手術時間比較長，同時也必須住院，因此，只有規模較大的醫院才有辦法進行；以及術後還有射精卻無法射出精液的缺點。

因此，最近也開始出現一種專門針對年輕患者、更簡便的手術方式，名為 **UroLift** 攝護腺拉提術。該手術使用縫線拉緊組織，藉此打開狹窄的尿道。其優點是不容易引起射精障礙，不會對性功能造成影響。

此外，還有 **Rezum** 水蒸氣消融療法，該療法侵入性較少（對身體的負擔較小），是利用蒸氣縮小攝護腺肥大症的治療方法。

目前，**UroLift** 攝護腺拉提術和 **Rezum** 水蒸氣消融療法都只能在有限的醫療設備下進行，不過，在歐美方面早已經十分廣泛，相信日本今後也會逐漸普及**（編按：上述治療方式在台灣都可找到，讀者可依需求就醫）**。

攝護腺肥大症是男性老化現象中十分常見的一種疾病，同時會隨著病情發展而愈發嚴重。當你有「最近好像排尿變得有點困難」的感覺時，建議參考下頁的國際攝護腺症狀評分表（IPSS），同時盡早接受泌尿科醫師的診療吧！

國際攝護腺症狀評分表(IPSS)

IPSS 是用來評估攝護腺肥大症所造成的排尿障礙程度的評分表。
請針對過去一個月的排尿狀態，圈選相對應的數字並進行統計。

過去一個月的排尿狀態	從來沒有	很少出現	有時出現	一半時間	很常出現	幾乎每次
❶ 開始排尿時，是否需要用力？	0	1	2	3	4	5
❷ 是否覺得尿流細弱？	0	1	2	3	4	5
❸ 排尿期間，尿流是否中斷？	0	1	2	3	4	5
❹ 排尿結束後，感覺仍有尿液殘留？	0	1	2	3	4	5
❺ 排尿後，兩小時內又想上廁所？	0	1	2	3	4	5
❻ 感受到尿意時很難憋尿？	0	1	2	3	4	5
❼ 就寢到起床之間，通常排尿幾次？	0	1	2	3	4	5

共計　　　　　　分

診斷結果

0～7分	8～19分	20～35分
正常或輕症	中度症狀	需要治療

◉男性上完廁所後，避免漏尿的訣竅

上完廁所後，回過神才發現褲子上沾到尿漬，這種情況稱為「尿後滴尿」（排尿後尿滴下）。然而有時這種洩漏問題，和攝護腺肥大症的滿溢性尿失禁完全無關，而是因為排尿時的姿勢。

例如，撒水的時候，如果讓水管的出口往上揚，水管內就會有水殘留，如此一來，當水管朝下時，水自然就會從水管內滴落；男性排尿時的姿勢也是相同道理。

或許是為了避免尿液飛濺到地板或褲腳，最近男性用的小便斗都會像洗手台那樣，刻意安裝在牆壁中間的高度。但是，身材矮小的人或腰部位置較低的人在排尿時，就必須讓陰莖的方向朝上，就像是讓水管口上揚那樣，其結果就是排尿之後，往往就會發生弄濕褲子的情況。

過去，市面上都是以底部設有排水口的縱長形小便斗為主流，因此，幾乎不會發生因為排尿姿勢而造成的尿後滴尿問題。

也就是說，小便斗形狀的變化，在我們意想不到的地方帶來了不便。

另外，隨著年齡增長，駝背情形變得比年輕時更嚴重，或脊椎縮短的情況增多。因此，也可能在毫無察覺的情況下，採取水管口朝上的排尿姿勢，以致漏尿問題發生。

拉上拉鍊前，先用手按壓腹股溝的根部，確認尿液排空

如果明明沒有排尿困難，感受到尿意的次數也沒有增多的傾向，卻經常在排尿後發現弄濕褲子，那麼，留意排尿時的姿勢，或許是改善方法。

重點就是，尿道出口應該指向腹股溝下方。如果很難使用男性用的小便斗排尿，就算使用座式馬桶，坐著排尿也沒關係。如果是坐著，排尿後只要慢慢站

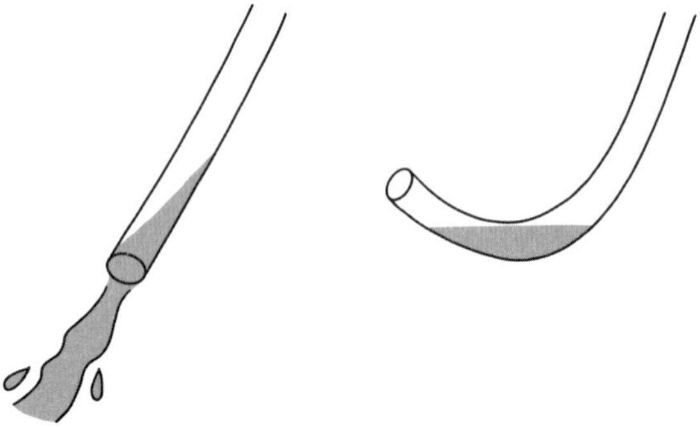

起身，尿道內就不容易有尿液殘留了。

另外，排尿後確實排空尿液，也是件非常容易被忽略的事。由於男性的尿道比女性長，要更留意避免尿道裡有尿液殘留。如果仍然有尿液沒有確實排空的情況，請在排尿後，把褲子的拉鍊往上拉之前，先試著用手按壓腹股溝的根部，也就是陰囊的下方。這裡是尿液容易殘留的位置，所以只要確實按壓，就能推擠出蓄積的尿液。

●為什麼有些成人也會尿床？

遺尿症（Enuresis）就是所謂的尿床，是睡眠期間的排尿系統發生某些障礙所引起的症狀。

通常，膀胱與大腦之間的傳達系統在睡眠期間會受到抑制，換言之，尿意會在睡眠期間暫時停止。但是，對於神經傳導系統尚未發育成熟的孩子來說，這種夜間抑制的功能就沒辦法正常發揮作用。當膀胱收到大腦命令排尿的指令，但孩子卻沒有清醒過來時，就會發生孩子尿床的行為。

睡眠分成較淺層的快速動眼期，和較深層的非快速動眼期，這兩種睡眠狀態會在睡眠期間以幾小時的間隔重複，而孩子的尿床大多都是發生在快速動眼期。

孩子尿床的問題會隨著神經傳導系統的成熟而逐漸消失。通常最晚會在小學六年級左右徹底消除，不過，也有十%的人即使到了十歲，甚至二十歲之後，仍無法擺脫尿床問題。另外，也有人是到了成年之後，又再次出現尿床問題。

尿床問題可藉由藥物獲得改善，這種藥物的作用就和在睡眠期間濃縮尿液的抗利尿激素（升壓素）有點類似。

成年人尿床，原因大多來自壓力

誠如前述，健全的排尿與副交感神經和交感神經之間的巧妙合作有關。為此，如果因煩惱或過度勞累等問題，造成肉體或精神等方面長期承受壓力，自律神經就會失衡，就可能發生半夜漏尿的問題。

其實，有不少身體嚴重疲勞的職業運動選手都有尿床問題。**另外，因失眠而服用安眠藥時，也可能發生尿床問題**。

想解決成年人的尿床問題，就必須回頭檢視自己是否正處於壓力緊繃的狀態。調整自律神經的平衡，除了晚上的正常排尿外，白天的舒適排尿生活也非常重要。總之想辦法釋放壓力、減少壓力吧！

疾病或酗酒，也可能導致成人尿床

酗酒也會導致尿床。酒本身就有利尿作用，因此如果喝太多酒，就沒辦法感受到尿意。

另外，為了治療膀胱癌，在摘除膀胱後使用小腸製成全新膀胱（原位迴腸膀胱〔Ileal Neobladder〕）後，也可能會出現尿床問題，不過，這種情況相當罕見。

當食物或水分進入小腸時，小腸會開始活躍；反之，沒有東西進入時，小腸基本上會呈現休眠狀態。正常來說，用小腸製作的全新膀胱必須在晚上分泌升壓素，以進一步濃縮尿液，使尿液量減少。可是，即便是三更半夜，尿液仍然會從腎臟流進膀胱。如此一來，仍然保留著「小腸記憶」的全新膀胱，就會錯把夜晚當成白天，減少升壓素的分泌。

「有水分進入，所以現在是白天嗎？」「必須想辦法處理進入的東西」，新的膀胱會一直處於這樣的工作狀態，不斷催促排尿，以致尿床問題的出現。

就算尿床，內褲和棉被也未必會達到完全濕透的情況，如果醒來時發現，內褲呈現徹底濕透的狀態，就有可能是其他原因導致尿床。

男性有可能是攝護腺肥大症引起的慢性尿滯留，導致下意識在深夜漏尿。女性若有壓力性尿失禁時，也可能在徹底熟睡之後，發生內褲徹底濕透的尿床問題。

● 很少上廁所也很危險！認識低活動性膀胱

常跑廁所非常麻煩，但是如果因此不排尿，其實反而更危險。

大家是否聽過低活動性膀胱（underactive bladder）？一般來說，低活動性膀胱比膀胱過動症更不好。在高齡化社會中，我們反而更應該慎重看待低活動性膀胱的問題。

顧名思義，所謂的低活動性膀胱就是膀胱的肌力下降，導致累積的尿液無法順暢排空。嚴重時，甚至會喪失膀胱的排尿功能，讓膀胱變成一個單純貯存尿液的囊袋。當尿液長時間累積之後，就容易感染細菌形成結石，引起發燒，甚至造成腎臟功能下降。

現行的治療方法是使用擴張尿道，讓尿液更容易排出的藥物，以及強化膀胱收縮的藥物。如果用藥仍然沒有效果，就只能植入導尿管，進行強制性的排尿。

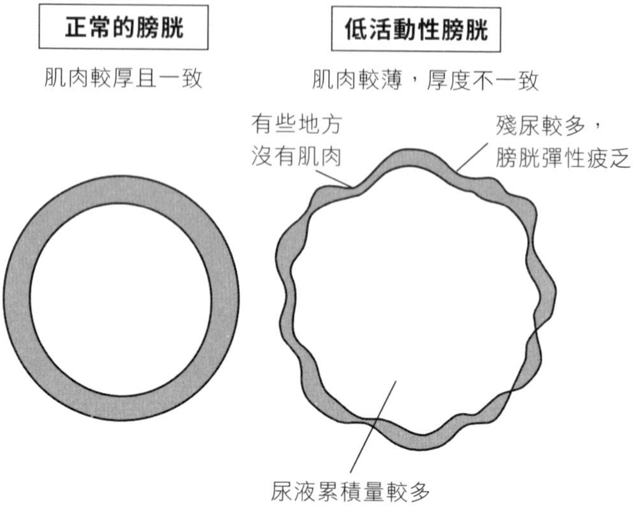

低活動性膀胱大多是因膀胱過動症或攝護腺肥大症轉移產生，詳細原因至今仍未明。據說，流往膀胱的血液減少、氧化壓力都會造成低活動性膀胱。另外，全身肌肉量減少的肌少症，其病程中也可能造成低活動性膀胱；年齡增長導致的男性激素下降，以及高血壓、高血糖的綜合結果，也可能造成低活動性膀胱。

膀胱過動症之所以會演變成低活動性膀胱，是因為長期敏感的膀胱陷入疲憊狀態，肌肉無力衰弱，使得原本的功能減弱所致。攝護腺肥大症的肥大程度發展到嚴重狀態後，膀胱的活動性就容易降低。

實際觀察低活動性膀胱的 X 光照片，可以看到膀胱上面出現宛如霜降肉般的紋路，這就代表肌肉出現斷裂狀態。同時，斷裂的縫隙之間夾雜著脂肪，就像是彈性疲乏的橡皮筋那樣，如此一來，就算尿液累積再多，仍然很難觸動「膀胱就快裝滿」的知覺。簡言之，當尿液擠出體外的收縮力嚴重下降後，自然就會造成不常跑廁所的結果。

低活動性膀胱的終點是「慢性腎病」

因膀胱過動症而備受困擾的人，或許認為「因為低活動性膀胱而不常跑廁所，不是很棒嗎？」但事實上一點都不好。

就算膀胱的排尿功能下降，血液仍會持續不斷地流進腎臟，腎臟當然就會持續不斷地製造尿液。如此一來，當膀胱無法裝進更多尿液後，腎臟就會逐漸膨脹。誠如前述，在談論攝護腺肥大症的段落中提到的，這個症狀稱為「水腎」，最終就會導致腎臟功能下降。如果低活動膀胱演變成慢性腎臟病，就必須洗腎。

現今是高齡化社會，沒有人知道自己能夠活多久。假設在四十歲罹患膀胱過動症或攝護腺肥大症，在未來的三十年或四十年期間，膀胱就會變得十分敏感，對膀胱的負擔就會持續，於是，罹患低活動性膀胱，甚至是慢性腎臟病的風險就會更高。現在，平均每八個二十歲以上的成年人，就有一人罹患慢性腎臟病，患者人數推估約有一千三百三十萬人，堪稱是全新的國民病。

請牢記這些風險，出現膀胱過動症或攝護腺肥大的症狀時，請盡速就醫積極治療。從膀胱的健康出發，守護腎臟的健康，實現健康長壽吧！

● 使用防漏尿墊、尿褲，一點也不丟臉

害怕外出，和他人相處的期間，一直非常焦慮……，漏尿煩惱的確是非常嚴重的問題。不過，現在市面上已經有許多能解決尿失禁問題的產品。

以女性來說，如果是在腹部用力的瞬間漏尿，市售的尿墊就是非常方便的產品。大小就跟護墊差不多，比衛生棉更輕薄，攜帶方便，大部分的人應該都不會抗拒吧！另外，最近男性用的尿墊產品也非常完善，大多都是基於預防漏尿，而將其黏貼在三角褲上面的產品。

如果不僅止於漏尿程度，而是擔心膀胱過動症等疾病，造成來不及上廁所的問題，也可以使用成人用的紙尿褲。

善用輔助產品，繼續享受社交生活

說到紙尿褲，以前的產品比較厚，往往讓人擔心會被發現，而且穿起來也不是很舒適。不過，現在的產品大多已改良，變得輕薄又舒適，甚至還有能夠吸收相當於一天的尿量（一．五公升左右）的產品。

當嚴重到需要穿紙尿褲時，或許會讓人產生強烈的抗拒，不過這個時候，希望大家把重點放在使用輔助產品來擴大社交圈的優點上，以享受更輕鬆自在的便利生活。

儘管漏尿、尿失禁等問題，有各種相對應的治療方法，但未必所有治療方法都能馬上感受到成效。或許正因如此，讓許多人出現「在達到治療效果之前，還是減少外出、避免與他人接觸……」的想法。請停止這樣的想法吧！在接受治療的同時，只要善用尿墊或紙尿褲，就能繼續享受社交活動，不用因為排尿問題受限。

column

酒量好的人，不容易有排尿問題？

對於罹患攝護腺肥大症、膀胱過動症、頻尿症、夜尿症或尿失禁的人來說，具有利尿作用的酒，堪稱是「大敵」。不過反過來說，酒量好的人最不容易發生排尿問題。為什麼呢？

喝了酒之後，體內會產生有害物質乙醛（Acetaldehyde），該物質會由肝臟內的乙醛去氫酶（Acetaldehyde Dehydrogenase）負責分解，而乙醛去氫酶的作用是強或弱，則是天生的。

酒精在體內會產生許多活性氧，乙醛去氫酶的作用天生就比較強，也就是乙醛分解能力較強的人，就等於擁有比較強的抗氧化能力。也就是說，**「酒量好」等於「更能抵抗酒精所產生的氧化壓力」**，**所以就算**

喝了酒，膀胱和腎臟仍不容易受到活性氧的傷害。

然而，比較糟糕的是，明明酒量不好卻強迫自己喝；明明天生乙醛去氫酶的作用比較弱，卻又讓腎臟、膀胱暴露在嚴重的氧化壓力之下，當然就更容易引發排尿問題。

飲酒能放鬆，適時喝有助於排尿

當然酒也不是萬惡不赦。飲酒具有放鬆作用，而放鬆後更容易分泌男性激素。為此，若是酒量好的人，我會建議他們可以稍微喝一點酒。

當然，酗酒是絕對嚴禁的。就算酒量再好，仍應有個限度。如果超過限度，飲酒所產生的氧化壓力，就會毫不留情地傷害腎臟或膀胱等體內細胞。

如果是滴酒不沾或酒量差的人，就應該嚴格拒絕飲酒。就算酒量不差，仍應該堅守適量飲酒的原則。總之，最基本的觀念就是千萬不要喝酒傷身。

第 3 章

透過尿液情況，找出潛在疾病

夜尿三次以上，容易短命？

根據瑞典的某項研究調查，在追蹤高齡族群長達六年後，得到了一個令人震驚的事實：半夜起床上廁所三次以上的人，其死亡率是半夜上廁所不超過兩次者的兩倍之多。

然而，這並不代表夜尿症本身會縮短壽命。重點在於，罹患可能縮短壽命的重大疾病時，大多都會出現夜尿症的情況。也就是說，**夜尿症或許是罹患某重大疾病的徵兆**。

為什麼呢？接下來，就讓我們在解說疾病原因的同時，逐一說明吧！

以簡單的比喻來說，造成疾病成因可概括為細胞「生鏽」和「焦黑」兩種。

身體每次進行能量代謝時，都會產生活性氧。如果身體無法徹底處理活性氧，細胞就會氧化，而這就是所謂的生鏽。焦黑則是由體內多餘的糖和蛋白質所結合生成。與糖結合的蛋白質會在體溫的催化下變熱，就像烤焦的鬆餅那樣，轉變成名為AGEs的老廢物質，使得細胞糖化（Glycation）。

不論是生鏽或焦黑，都會損害細胞的新陳代謝和身體原本的功能，因此就容易罹患動脈硬化、心臟病，乃至於糖尿病、腎臟病、失智症等各種生活習慣病。

「夜尿症」是細胞正在生鏽的徵兆

在細胞的生鏽和焦黑之中，與夜尿症較有密切關係的是生鏽。若因氧化壓力導致細胞生鏽，膀胱製造的一氧化氮就會減少；一氧化氮一旦減少，膀胱就會變硬，從而引起夜尿症。

反過來說，夜尿症的其中一個原因就是膀胱變硬，而膀胱變硬的其中一個原因就是一氧化氮減少，然後，一氧化氮減少的最大主因就是細胞生鏽。因此，夜尿症就是細胞正在生鏽的徵兆；換言之，細胞生鏽引起的疾病＝生活習慣病。

從泌尿科的角度來看，生活習慣病可說是「一氧化氮減少病」吧！其中，不光是排尿次數，如果連排尿量也增加時，就極有可能是罹患糖尿病。

糖尿病是血液中糖濃度異常升高的疾病。當身體呈現高血糖時，細胞內的水分就會被吸入血管，大量的水分就會以尿液的型態被排出體外。如果這種情況發生在夜間，排尿次數和尿液量自然就會增多。順道一提，出現這種多尿狀態之後，就會出現脫水和過量飲水的情況。

當身體把實際需要的水分當成尿液排出體外，自然就會經常性地想喝水。因此，糖尿病除了有夜間頻尿、夜間多尿的情況之外，有時也會有半夜渴醒的情況。

就像這樣，夜尿症的背後可能潛藏著各種重大疾病。

「雖然夜尿有點麻煩，不過無所謂，反正也不至於危及性命。」如果抱持著這種想法而輕忽夜尿症或置之不理，那就跟縮短自己的壽命沒兩樣。

根據統計，不管男女，大多數年過五十的人，半夜至少會起床上廁所一次。

因此，中年以上，「半夜上廁所一次」可說是正常範圍。如果半夜上廁所的次數增加至兩次、三次，甚至超過三次，這個時候，就是你該認真看待生活習慣病的最佳時機。

●尿液檢查，可找出許多身體問題

低密度脂蛋白膽固醇（LDL）、三酸甘油酯、血糖值、尿酸值……，提到健康檢查，大家往往會把重點放在血液檢查上。但是今後也請多多留意尿液檢查的項目。就如下列所示，尿液可說是媲美血液的「身體情報庫」。

透過尿液檢查可以了解哪些數值？

・尿液酸鹼值（pH）——健康身體的尿液是「弱酸性」

吃較多肉類等酸性食物、發燒或腹瀉時，尿液會偏向酸性；吃較多蔬菜等鹼性食物時，尿液則會變成鹼性。

尿液也具有排出體內酸性物質的作用，因此，尿液的酸鹼值通常都是呈現

「弱酸性」。就數值來說，酸鹼值五．五至七．五屬於標準範圍。

順道一提，當談論到酸鹼性時，大部分的人都認為偏鹼性會比較好，但實際上並非如此。

鹼性比較容易繁殖細菌，因此，如果尿液持續傾向鹼性，就比較容易引發膀胱炎等泌尿道感染。然而，如果尿液持續偏向強酸性，就有可能是罹患導致糖尿病或痛風成因的高尿酸血症。由此可證，**弱酸性的尿液才是健康身體的證明。**

•尿比重（Sp.G）——偏低可能是腎臟問題

水的比重是「一」，在腎臟過濾的老廢物質和有害物質等各種成分會溶進尿液裡面。因此，尿液的比重會大於「一」，而標準值大約在一．〇一〇至一．〇二五之間。

如果超出這個範圍，可能就表示負責過濾血液的腎臟發生了某些問題。睡眠期間頻繁上廁所，以及尿液量偏多的夜間多尿，就是濃縮尿液的激素，也就是升壓素的分泌變差，以致尿比重偏低。

•尿潛血（OB）——呈陽性可能是泌尿道感染、結石或癌症的徵兆

尿液檢查會檢測尿紅血球，所以也能得知肉眼無法確認的血尿。

尿潛血是檢查尿液裡是否含有紅血球。若呈陽性，就代表可能有罹患膀胱炎、尿道炎、腎炎、攝護腺炎、尿路結石或囊腫（腎臟內出現小囊袋，且有尿液囤積在其中），甚至是泌尿道系統相關的癌症等重大疾病的疑慮。尤其據說有尿潛血情況的吸菸者當中，被確診為膀胱癌的比例將近有二十％之多，因此建議吸菸者與吸菸者的家人定期檢查尿潛血。

另外，六十歲以上的女性，可能因為停經後的陰道收縮或免疫力下降，導致尿道周邊容易感染，因而比較容易出現尿潛血。

罹患膀胱炎或尿路結石時，多半也會出現殘尿感、頻尿、排尿痛或發燒等自覺症狀。囊腫本身並不是疾病，但由於會有壞菌繁殖或癌細胞生成的情況，

所以必須追蹤觀察。

無論如何，當尿潛血檢測結果呈陽性時，可以透過採用遠心分離機的尿沉渣檢查，詳細檢查尿液裡是否含有紅血球。當明明肉眼看不見但顯微鏡底下卻能看到血尿時，也可能檢查出膀胱癌、尿路結石、腎炎等疾病，因此需要根據生活習慣等風險進行更詳盡的檢查。

・尿白血球（WBC）——呈陽性可能是泌尿道感染

白血球是保護身體免於外敵侵害的免疫細胞。尿液裡含有白血球的情況稱為膿尿（Pyuria）；由於「膿」出現在尿液裡，所以當尿白血球檢查呈陽性時，就有可能是罹患了某種泌尿道感染。另外，結石或癌症所引起的炎症，有時也會出現膿尿。

泌尿道感染通常會出現疼痛、排尿不適或發燒等症狀，不過，殘尿較多的膿尿，有時不會有太多自覺症狀。另外，頻尿又膿尿者，也有罹患膀胱癌或膀胱結石的可能性。

• 尿蛋白（Protein）——呈陽性時，就有腎臟病的疑慮

腎臟負責過濾血液，製造尿液，但腎臟並不會過濾蛋白質，所以蛋白質會直接留存在血液裡。換言之，**尿液中不可能出現蛋白質**，如果出現蛋白質，就代表腎臟的過濾功能出現問題，可能是過濾血液的篩眼太粗或損壞。這時就需要透過檢查尿沉渣，進行更詳盡的檢驗。

當尿蛋白檢出呈陽性時，就有可能是罹患腎盂腎炎（腎臟內的原尿「暫存槽」腎盂發炎的病症）、腎絲球腎炎（腎臟內的血液「過濾裝置」腎絲球發炎的病症）或腎病症候群（尿液內出現蛋白質，導致血液內蛋白質不足的病症）。另外，也有可能是膀胱炎等疾病。

當尿蛋白持續檢驗出陽性時，就應該懷疑可能是上述疾病。不過也有例外的情況，例如，剛做完劇烈運動之後或過度疲勞、發高燒時。另外，女性在生

理期前後也會暫時檢出陽性。另外，孩子或二十歲的年輕世代，即便身體健康，仍可能因腎臟位置的不同，容易產生尿蛋白的情況。

‧尿糖（Glucose）——太高就有罹患糖尿病的風險

糖尿病正如其名，就是其中一個症狀為尿液中含有糖的疾病。由於血液中的糖濃度太高，身體無法徹底處理糖而導致糖洩漏到尿液中。大家或許曾經聽過「糖尿病患者的尿液有種甜甜的味道」，的確，重度糖尿病患者的代謝物的確有著淡淡的甜味。為此，當尿糖檢出呈陽性時，請務必進一步檢查血糖值。

另一方面，有一種治療糖尿病的藥物名為SGLT2，能把糖排泄至尿液中，進而改善血糖值。這種藥物也能有效改善慢性腎臟病，但會導致尿糖嚴重偏高，造成細菌感染的風險就會增高。

請務必利用尿液檢測試紙，在家中自行觀察尿液

身體每天都在不斷變化，如果可行，最好盡可能每天檢查，以便掌握身體的細微變化。話雖如此，若是去醫院做健康檢查，通常都是一年一次，且也有許多人會覺得非常麻煩。

血液只有醫院有辦法進行檢查，尿液則可以透過尿液檢測試紙，檢查多種項目。市面上的藥局或網路商店，幾乎都能夠買到尿液檢測試紙。因此，在家定期進行尿液檢查，也可說是健康長壽的習慣之一。

● 臭味、混濁，當尿液出現這些異常時要當心

當你發現尿液的重要性後，或許就會在每天排尿時，開始留意尿液的狀態。那麼，應該留意尿液的哪些部分呢？尿液的顏色、泡泡、混濁、臭味，或是排尿時出現的疼痛、困難和殘尿感，都可說是反映出身體狀況的一面鏡子。

不過，對微小變化過度神經質，或是對不需要太過在意的事情過度憂心，對心理健康來說並不有利。那麼，到底什麼時候才應該注意呢？以下就來詳細介紹觀察尿液的重點。

•顏色深淺——深色尿液較無妨，血尿請馬上就醫

尿液通常呈現透明的淡黃色，顏色的深淺主要會依尿液的水分濃度而改變。

誠如前述，升壓素會導致夜間尿液的水分濃度變低，所以早上起床後的第

一泡尿，顏色會變得比較濃。白天的尿液也一樣，只要水分的攝取量較少，顏色就會變得比較深。因此，單純的深色尿液，很可能是因為飲水不足所致，不需要太過擔心。**真正需要留意的，是尿中帶血的血尿。**

血尿有可能呈宛如鮮血般的紅色或粉紅色，也有可能呈現茶褐色。即便是茶褐色，還是會像紅茶那樣，隱約夾帶一點紅色調。如果發現尿液與一般的深色尿液有明顯差異時，就應該多加留意。尤其是高齡者，如果某天突然出現明顯的血尿，首先就該懷疑可能是膀胱癌。在廁所小便之後，如果覺得尿液好像略帶血色，建議馬上去醫院，不要猶豫。

其次是在摔倒撞擊到腰部之後，或是進行網球或馬拉松等運動，嚴重撞擊到後腳跟等部位之後，也會有血尿持續一段時間的情況。若是這樣的案例，就可以排除罹患重病的可能性，但不管如何，詳細檢查總不會有損失。

血尿並不會產生疼痛等痛苦感受。可是，尿液裡面之所以混雜著血液，除了挫傷或運動等造成的外部刺激之外，也可能是泌尿系統發生問題。事實上，發現血尿、馬上接受精密檢查之後，被確診為膀胱癌或腎臟癌的案例也不少。

甚至，**吸菸不僅有罹患肺癌的風險，同時也會提高罹患膀胱癌的機率**。因為香菸裡所含的致癌物質會經過肝臟、腎臟，以尿液的成分流進膀胱裡，而其中一部分則會蓄積在膀胱組織裡面。

另外，吸菸者出現血尿情況時，其罹患膀胱癌的可能性就會提高。因此，千萬不要有「再觀察一段時間看看」的想法，請盡速前往泌尿科接受診療。

說到尿液的顏色，長期臥床的高齡者等裝有導尿管的患者，其尿道易有細菌繁殖的情況，結果就會導致尿液變成藍色。但實際上排出的尿液並不是藍色，而是因為細菌把黏膜裡的蛋白質當成食物，當蛋白質被細菌分解之後，尿液裡就可能出現藍色色素；這種症狀稱為紫尿袋症候群（Purple Urine Bag Syndrome）。

•是否有泡泡——泡泡多且不會馬上消失，請馬上去醫院

尿液的泡泡基本上不需要太過在意。如果排尿的沖擊力道較大，自然就會產生泡泡。可是，如果泡泡變得比過去更多、泡泡許久未散的現象每天持續，表示尿液裡可能有尿蛋白或尿糖。因此，最好前往醫院接受檢查。

•尿液混濁——可能是感染的徵兆

健康的尿液不論顏色是深或淺，狀態都是呈現透明的。當尿液呈現白濁狀態時，就代表尿液裡可能混雜了鹽晶體或膿液。

如果是鹽晶體，基本上並不需要太過擔心，不過有時也可能是尿路結石，或蓄尿、排尿信號無法順利傳遞的神經性膀胱功能障礙之徵兆。

如果膿液導致尿液混濁，就可能有腎盂腎炎的疑慮，又或者女性也可能有膀胱炎，男性則有攝護腺炎或尿道炎的疑慮。

尤其如果是男性傳染給女性，細菌就會入侵到身體裡，導致輸卵管炎或骨

盆腔炎，甚至也可能導致不孕。就算未必導致這樣的嚴重情況，仍必須立刻接受治療。

尿液裡有時也會混雜泛白的浮游物，對於女性來說，這是正常的生理現象，並不會有太大的問題，但男性則有罹患攝護腺炎或尿道炎的疑慮。造成尿液混濁的疾病，通常也會伴隨排尿痛、腰或背部鈍痛、發燒、頻尿等症狀。

接受攝護腺肥大症手術或投藥治療的男性，有時也會在射精後出現尿液混濁的情況。通常，射精時膀胱出口會緊縮，但在手術或藥物的影響下，有時就會發生精液逆流回膀胱的逆行性射精症狀。逆行性射精並不會有健康上的問題。不過，尿液混濁的現象還是不能排除感染的可能性，所以如果擔心，仍建議前往泌尿科接受檢查。

• 尿液有臭味：通常沒有大礙，但若伴隨其他症狀請馬上就醫

一般來說，尿臭味的基本來源是氨，不過有時也會受到飲食所影響，例如，飲酒過量的隔天，若覺得尿液有臭味，那就是分解乙醇時所產生的乙醛味道。

另外，在極少情況下，子宮肌瘤、膀胱癌或子宮癌的手術，有時會導致膀胱和大腸沾黏在一起，尿液就會產生糞便的臭味，而這是非常嚴重的症狀。

誠如前述，即便尿液的氣味和平常不太一樣，基本上並沒有什麼大問題，**因為尿液的氣味會依藥物或飲食而產生變化**，不過，尿液有糞便臭味的案例卻是相當稀少。因此，基本上不需要對尿液的氣味太過敏感。可是，如果有非常明顯且不同以往的惡臭，就有可能是身體的某些地方出現異常。前文也曾經說過，尿液有香甜氣味就是糖尿病的徵兆。

除此之外，當泌尿系統引起發炎性或化膿性的疾病時，尿液就會散發出惡臭。這種情況下，通常也會同時出現尿液混濁等其他症狀。

發生尿臭味的問題時，通常是個人過度敏感的情況較多，但如果除了臭味之外，還伴有混濁等多種症狀，為了預防萬一，還是諮詢泌尿科醫師吧！

•排尿時疼痛：女性可能是膀胱炎，男性可能是尿道炎

出現水分比例偏低的深色尿液時，有時尿道也會有刺痛感，這種排尿痛大多都是感染症的徵兆。女性可能是膀胱炎，男性則可能是尿道炎。誠如前述，這些感染症大多也會伴隨尿液混濁的情況。

•排尿困難、殘尿感：若不是年長者，就可能是感染或結石

排尿困難或殘尿感大多都是年齡增長所引起，但膀胱炎、攝護腺炎、尿道炎、膀胱結石、尿道結石、尿路結石等，也可能引起排尿困難或殘尿感。

如果同時出現排尿痛、血尿、失禁、側腹或背部疼痛等現象，最好慎重看待。其中，攝護腺癌也會導致排尿困難，若有相關症狀務必盡早就醫檢查。

真的很痛！為什麼會發生尿路結石？

不少人都曾有過因尿路結石堵塞，而痛到幾乎在地上打滾的經驗。尿路結石是十分常見的疾病，主要發生在三十至四十歲的人身上，據說平均每二十人就有一人至少一生會經歷過一次。

什麼樣的人容易形成結石？

尿路結石與年齡之間的關聯性並不高，但與性別則有很大的關係。男性激素具有容易形成結石的作用，而女性激素則不容易導致結石的產生，因此，**男性罹患尿路結石的比例大於女性，大約是三比一左右**。

尿路結石約有八成，是來自於尿路形成的草酸鈣（Calcium Oxalate）結晶。

尿路結石依結石形成的位置不同，可分成腎臟結石、尿管結石、膀胱結石、尿道結石。

一般來說，攝取愈多富含草酸（Oxalic Acid）的食物、碳水化合物、動物性蛋白質和脂質，愈容易發生草酸鈣結晶化的問題。尤其在吃東西很快、暴飲暴食且太晚進食的人身上更為常見。

其中，喜歡吃肉的人不僅非常容易罹患尿路結石，同時也容易罹患糖尿病。食用過多的肉類會導致尿液偏向強酸性，所以務必同時多攝取一些蔬菜，讓尿液變成弱酸性吧！對於反覆產生尿路結石的人來說，把尿液轉變成鹼性的檸檬酸（檸檬等所含的酸味成分）藥劑，具有預防結石的效果。

除了飲食因素，如果是尿路畸形、攝護腺肥大症、尿道閉塞等，導致尿液堆積在尿路的局部時，那些雜質就更容易聚集，進而結塊。除此之外，慢性感染症、腦或脊髓損傷、代謝異常的人，也容易出現結石問題。

如何排出結石？除了多喝水，也可考慮手術

在腎臟形成的結石，一旦堵住輸尿管就會產生劇烈疼痛，而這種結石的疼痛大多發生在半夜。因為尿液濃縮的時段是在夜間，這時輸尿管的黏膜比較容易腫脹——就好像吃仙貝時，仙貝長時間放在嘴裡變軟膨脹一樣。

一般來說，結石會隨著尿液一起排出體外，但如果滾動的結石卡在浮腫的部位，尿液就無法流動，輸尿管的肌肉就會產生痙攣。同時，腎臟的腎盂就會像水壩那樣擴張，拉扯神經，進而引起強烈的疼痛。結石滯留在腎臟時會有悶痛感，而膀胱結石、尿道結石則會產生頻尿和殘尿感。

當卡在尿道的結石還很小的時候，可用增加尿液量或藥物來緩解輸尿管的腫脹或痙攣，藉此讓結石隨著尿液一起排出體外。至於較大的結石或很難排出體外的結石，則可採用體外震波、超音波、雷射等治療法，就是擊碎結石後再排出。

另一種比較罕見的案例，是在攝護腺形成結石。在攝護腺形成的結石與尿路結石不同，通常都沒有症狀。雖然沒有健康上的問題，但是當結石變大之後就會出現頻尿或殘尿感等，類似於攝護腺肥大症的症狀。由於攝護腺的結石無法藉由尿液排出體外，所以當結石影響到排尿時，就必須請外科醫師幫忙清除結石。

◉不可不慎！腎臟一旦損傷就無法恢復

腎臟每天要過濾多達一百五十公升的血液，然後再將其輸送至膀胱，任務非常重大。雖然膀胱的重要功能就是排泄尿液，但如果沒有堪稱是上游的腎臟作用，膀胱就沒辦法把老廢物質或有害物質排出體外。

「肝腎」這兩個器官之所以經常被擺在一起，是因為負責血液排毒的腎臟，和肝臟一樣都是非常重要的排毒臟器。而常見的慢性腎臟病和急性腎衰竭，都是腎臟功能衰退的疾病。

當過濾功能衰退，會形成慢性腎臟病

無論是慢性或急性，這兩種腎臟病都是根據腎臟的主要功能「血液過濾量」

（腎絲球過濾量）來進行診斷。腎臟裡有很多腎絲球，其主要作用是過濾血液；當腎絲球的數量減少，腎臟的血液過濾功能當然就會下降。

當這種現象發生時，所引起的疾病就是慢性腎臟病。通常，如果腎絲球過濾量的數值低於百分之十，就沒辦法透過尿液把囤積在血液裡的代謝老廢物質排出體外，這個時候就必須進行洗腎；又或者，也可能需要進行腎臟移植、腹膜透析。

一般來說，慢性腎臟病的主要原因是高血壓、異常血脂症、糖尿病。此外，長期服用抗發炎藥物、兩顆腎臟中已經失去一顆腎臟、接受抗癌藥物治療的人等，有時也會引發慢性腎臟病。由於病程是慢性發展而成，所以初期並沒有太明顯的症狀。然而，腎臟功能的慢性衰退，會引起腳部浮腫、夜間多尿，甚至也會引起血壓升高等惡性循環。之後進一步引發心肌梗塞或腦中風等重大心血管疾病的可能性。

另外，腎臟會分泌一種具有造血作用的激素，名為紅血球生成素（Erythropoietin）。為此，一旦罹患慢性腎臟病，就更容易引起貧血。

目前還沒有任何治療方法能恢復腎臟已經衰退的血液過濾功能，因此，**腎臟是一旦受損就無法恢復原有功能的臟器**。不過，最近名為 SGLT2 的糖尿病用藥被證實，能有效阻止慢性腎臟病惡化，以及有改善腎功能的效果。

然而 SGLT2 會把大量的糖分排放到尿液裡，以至於比較容易引起尿道感染（膀胱炎、攝護腺炎）等，所以仍須多加注意。

流至腎臟的血液減少，就形成「急性腎衰竭」

至於所謂的急性腎衰竭，則是因為服用抗癌藥物等藥劑，或伴隨大量出血的重傷害、脫水症狀等，導致腎絲球的過濾量突然下降的狀況。 般來說，會出現食慾不振、身體水腫、血壓上升、尿量減少等症狀。

尤其是高齡者，往往會因為食慾下降或水分攝取量減少，而在不知不覺間陷入脫水狀態。因為這種狀況而演變成急性腎衰竭的案例相當常見，請務必要多加注意。

◉為什麼腎臟不好的人，也容易有痛風？

「說到尿酸就想到痛風」、「說到痛風就想到尿酸」，每次健康檢查時總是有點緊張，害怕自己會被檢測出尿酸值偏高，應該很多人都有這種情況。

尿酸是分解食物裡所含的能量物質「嘌呤體」（Purine body，也稱為普林）時，所產出的副產物。尿酸通常會溶於尿液或糞便，然後再被排出體外，但當尿酸量超出身體所能處理的能力時，尿酸就會在體內蓄積並結晶化。

關節或關節周圍的組織、骨膜、骨髓等部位發炎，進而產生光是風吹都疼痛難耐的劇烈疼痛，就是所謂的痛風。另外，尿酸值偏高的人也有容易罹患心臟病的傾向。

順道一提，動物性食品的「鮮味成分」中，也有會在代謝過程中產出尿酸的嘌呤體。之所以有一旦罹患痛風就不能吃美食的說法，就是出於這個原因。

蝦子、螃蟹、貝類和啤酒等都屬於高嘌呤體食物，通常都會建議尿酸值偏高的人不要食用。另外，水果、清涼飲料等甜味劑、速食所含的果糖，也會促進體內的尿酸合成，應該避免和高嘌呤體食物一起攝取。

近來生產的水果之所以又甜又好吃，是因為名為果糖的水果糖分比以前增加更多的緣故，因此若基於水果有益身體而食用過量，反而會攝入大量的果糖，不利健康。

除此之外，由於果糖有助於食品的保存，同時又能讓食品的顏色更漂亮、維持風味，因此，果汁、高湯粉、冷凍食品等皆廣泛使用。一旦果糖攝取過多，就會導致三酸甘油酯或尿酸值上升，要多加注意。

一旦腎臟無法過濾尿酸，就會形成痛風

排出尿酸時，也需要腎臟的作用。為此，當腎臟陷入慢性功能衰退、血液

過濾能力下降時，應該排出體外的尿酸就容易殘留在血液裡。

之所以尿酸值偏高，主要就是因為血液中殘留太多腎臟沒有過濾的尿酸。如此一來，就會跟痛風一樣，尿酸會在腎臟裡沉澱，進一步導致腎功能衰退，出現「痛風腎」的狀態。**因此，腎臟不好的人，其罹患痛風的風險就會更高。**有慢性腎炎等疾病的人，最好多加留意，避免食用含有大量嘌呤體的食品。

介紹到這裡，「尿酸＝壞人」的形象似乎變得愈來愈強烈，但其實尿酸值偏低也不是好事。實際上尿酸也是一種抗氧化物質，且能去除體內的活性氧。尿酸值的標準是每公升七毫克以內，也就是說，只要在這個範圍內就不會引起痛風，同時也不會耗損身體的抗氧化力。

高尿酸血栓的藥物有兩種，分別是抑制體內尿酸酸性的藥物，以及排出尿酸的藥物。最近，用來排出尿酸的藥物中，也有藥物（SGLT2）能同時適用於腎功能不好的人，能有效抑制前述慢性腎臟病的惡化，不妨向醫師詢問。

◉腎盂腎炎和攝護腺炎，容易演變成重症

所謂的泌尿道感染，是指從腎臟本身到之後的通路，也就是從暫時貯存尿液的腎盂到膀胱，乃至尿道所引起的感染症。通常以膀胱炎而廣為人知，不過卻鮮少有人知道腎盂腎炎。腎盂腎炎不是小問題，若是急性情況就必須入院治療。接下來，為大家簡單介紹腎盂腎炎。

淺談鮮為人知的腎盂腎炎

引起泌尿道感染的細菌幾乎都是大腸桿菌，感染路徑有血管、淋巴管，以及作為尿液出口的外尿道口三種。從外尿道口入侵的細菌在腎盂繁殖，引起腎盂發炎的疾病就是腎盂腎炎。另外，有時便祕也會導致糞便的細菌跑進血液裡，

進而到達腎臟。

腎盂腎炎大約可分成三種：單純性急性腎盂腎炎、複雜性急性腎盂腎炎和慢性腎盂腎炎。

絕大部分的腎盂腎炎多屬於單純性急性腎盂腎炎，症狀有頻尿、排尿痛等，和膀胱炎、尿道炎類似。這樣的症狀持續一段時間後，會出現伴隨發冷、顫抖，近四十度的高燒。有時也會伴隨尿液混濁、腰部和背部疼痛的情況。

一旦罹患急性腎盂腎炎，就必須立刻住院治療。急性腎盂腎炎演變至重症的情況並不常見，只要採取適當治療，通常急性症狀就能在幾天內消退。

第二種複雜性急性腎盂腎炎，是腎臟結石在尿路引起阻礙或本身裝有導尿管等，在細菌容易繁殖的環境下所引起的腎盂腎炎。其出現的症狀和治療方法也和單純性急性腎盂腎炎類似，不過，複雜性急性腎盂腎炎的根本問題是引起感染的環境，如果持續處於那樣的環境，不僅很難根治，當細菌感染形成常態，就會有發展成第三種慢性腎盂腎炎的危險。

在急性腎盂腎炎沒有徹底痊癒的情況下，有時也會演變成慢性腎盂腎炎。**另外，除了前文提及的腎臟結石和導尿管之外，「糖尿病」也是妨礙急性腎盂腎炎治療的主因。**

慢性腎盂腎炎在初期的「活動期」，會出現類似於急性腎盂腎炎的症狀。接下來進入「非活動期」後，則會持續出現低燒、倦怠感和輕微腰痛。如果到這時還是沒有採取適當治療，導致感染擴散至整個腎臟，就會開始出現食慾不振、嘔吐和高血壓等症狀。之後，活動期和非活動期就會持續反覆，症狀變得更為複雜，治療時間也就會變得比較長。

慢性腎盂腎炎的治療法和急性腎盂腎炎相同，不過在治療的同時，還必須同步處理妨礙感染治療的原因。如果沒有進行適當的治療，極可能從慢性腎臟病轉變成腎臟衰竭。

所有年齡層的男性，都可能發生攝護腺炎

攝護腺肥大症多見於中老年男性，但攝護腺炎則多見於十幾歲的青少年乃至中老年男性。攝護腺炎大多都是細菌從尿道侵入攝護腺，進而引起發炎，但有時細菌也會經由其他路徑被搬運至血液或淋巴液，進一步侵入攝護腺。

一旦罹患攝護腺炎，會出現強烈的排尿痛和排尿困難、下腹部疼痛；隨著病情的惡化，還會出現倦怠感、畏寒、高燒、膿尿，症狀變多且嚴重。進入這個階段之後，不僅需要住院治療，同時由於細菌會透過血液擴散至全身，所以也有引發敗血症的風險。誠如前述，如果出現各種症狀，最好還是盡速就醫。

若沒有確實治療攝護腺炎，就會演變成慢性攝護腺炎。此外，在某些情況下，也可能是細菌感染或免疫缺陷、壓力等原因，在沒有歷經急性階段的情況下，直接轉變成慢性攝護腺炎，又或是轉變成無法鎖定原因的病例。

慢性攝護腺炎通常不會有發燒或排尿痛的情況，但會出現會陰、鼠蹊部或

下腹部疼痛和不舒適感。診察時如果從直腸按壓攝護腺時有壓痛感，或是有膿尿等症狀，就會被確診為慢性攝護腺炎。慢性攝護腺炎可投以抗生素治療，或服用龍膽瀉肝湯等漢方藥。此外，最近也會使用能改善血流的 PDE5 抑制劑來進行治療。

◉輕忽排尿問題，可能導致癌症

一般民眾對腎臟癌或許沒有什麼特別的印象，實際上，腎臟癌是近年來患者人數不斷增加的癌症。

腎臟位於背部厚實肌肉的深處，就像胃腸那樣，無法從身體外側觸診。腎臟癌通常沒有自覺症狀，往往要等到癌症嚴重惡化、出現血尿後，才能透過精密檢查確診，又或者透過健康檢查的電腦斷層掃描或超音波檢查，才有可能意外發現。

腎臟和肝臟都是「沉默的器官」。殘酷的是，愈是重要的器官，愈不容易顯現出癌症的自覺症狀。因此，與其等到惡化才發現，不如透過平日的護理來加以預防。

愈胖愈容易罹患腎臟癌

那麼，該怎麼做才能預防腎臟癌？

最有效的方法就是重新檢視生活型態，尤其是注意飲食和運動，預防肥胖。之所以這麼說，是因為**內臟脂肪愈多，罹患腎臟癌的風險就愈高**。

脂肪細胞裡含有名為細胞激素的發炎性物質，因此，肥胖被視為包含癌症在內的所有生活習慣病的危險因子，尤其與腎臟癌之間的關聯更是密切。為什麼？在臟器裡，腎臟位於與內臟脂肪銜接的位置，所以更容易遭受細胞激素的侵害。

此外，**高血壓也會提高罹患腎臟癌的風險**。當血壓升高時，交感神經會處於優勢，如此一來產出的活性氧就會超出身體能夠處理的範圍，進而產生被視為癌症原因之一的氧化壓力。

然而除了肥胖之外，高鹽飲食也是導致高血壓的原因之一。雖然鈉是身體所需要的礦物質，其本身卻會增加腎臟的活性氧。換言之，鹽分攝取過多不僅容易造成高血壓，也會提高罹患腎臟癌的風險。

日照時間短的國家，容易得腎臟癌？

最後，和大家分享「居住在高緯度地區，比較容易罹患腎臟癌」的有趣統計。根據某調查結果發現，北歐各國罹患腎臟癌的機率是非洲各國的八倍之多；在日本，同樣也有類似的統計數據，顯示北海道罹患腎臟癌的機率，比九州高出兩倍之多。

為什麼緯度愈高的地方，罹患率也相對較高呢？首先，可推測出的原因是日照時間的差異。身體照射太陽光之後於體內合成的維生素D，除有助於骨骼生長之外，同時也有預防癌症的作用。

另外，寒冷地區有許多鹽漬等保存食品，飲食習慣往往會偏向高鹽分，而鹽分究竟會帶給腎臟多大的傷害，前文我們已經詳細說明。

總而言之，口照時間較少，合成有利於預防癌症的維生素D的機會就會相對減少；其次，高鹽飲食習慣容易傷害腎臟，造成高血壓和活性氧。之所以說緯度愈高，罹患腎臟癌的風險愈大，就是基於上述兩大理由。

膀胱癌是可及早發現、趁早治療的癌症

膀胱癌多發生於五十至七十歲，男性的罹患率是女性的四倍。

一般來說，癌症有三大類，分別是像乳癌這種受基因影響極大的癌症、像肝癌或子宮頸癌是因為病毒感染所導致的癌症，以及化學物質所造成的癌症，其中，膀胱癌屬於化學物質所致的癌症。

尤其就像前文曾提及的，吸菸被視為導致腎臟癌的最大危險因子。男性罹患膀胱癌的機率之所以高於女性，或許是因為男性的吸菸率較高的緣故。此外，

已有研究指出，加工肉品中的化學物質，像是酸鹽和亞硝酸鹽，被認為會提高致癌機率。

不同於腎臟癌，**膀胱癌通常在初期就會出現血尿**。一旦罹患癌症，就容易出血。膀胱是尿液排放前的儲水槽，因此就算只有輕微出血，尿液裡仍然會混雜血液。

當然，血尿也有可能是其他泌尿系統相關疾病的徵兆，但膀胱癌未必會有持續性的血尿，有時也可能只發生一次。

基本上膀胱癌分成幾個階段。首先，癌細胞會在膀胱內側的黏膜層築巢，再慢慢侵入至膀胱的肌肉層。不用說大家都知道，早期發現才能盡早治療，就算只有一次，一旦發現血尿，就有可能是膀胱癌的早期徵兆，這個時候請不要猶豫，馬上前往醫院就診。

◉什麼時候該去泌尿科檢查？

本章從頻尿一直到尿失禁、尿道發炎、結石、腎臟癌或膀胱癌，介紹了許多與臟器相關的病症和疾病。

就像皮膚和肌肉會隨著年齡增加而老化，腎臟和膀胱也會因年齡增長而逐漸衰弱。尤其頻尿、失禁、攝護腺肥大症，更是任何人都可能發生的老化現象。

排尿困難、排尿次數增加……就算出現這樣的症狀，或許有人還是會心想「沒辦法，因為年紀大了……」而遲遲沒有前往醫院。然而就算不會危及性命，若不及時治療，身體活動的頻率和範圍都有可能因為「排尿問題」變得狹小，導致生活品質直線下滑，真的非常可惜。

因此，千萬不要因為年紀大、沒辦法就認命。不要放棄！只要在專家的指導下採取適當治療，與排尿相關的不適症狀，高機率能獲得緩解和改善。

正因為尿液藏有許多資訊，才更該就醫

另外，誠如前述，尿液中隱藏了許多身體是否健康的資訊。

請各位建立正確觀念，就算生病，只要早期發現、早期治療，就能實現健康長壽。為此，除了不可欠缺的健康檢查之外，養成自我尿液檢測的習慣，也有助於及早發現疾病的徵兆。

最重要的是，應該拋開「自己還可以」、「自己沒問題」的執念。如果對每天的排尿或尿液檢測有任何疑問，就請盡快諮詢泌尿科醫師。因此，本章的最後就來列舉幾個去泌尿科看診時的守則，讓各位可以更安心地前往就診。

❶ 預先確認自覺症狀

首先，為了和醫師溝通更加順暢，要先盡可能詳細檢查自己感受到的自覺症狀，以便能正確傳達「擔心什麼樣的症狀？」「那個症狀是從什麼時候開始

的？」「什麼時候感受到那個症狀？」「症狀到底有多嚴重？」等資訊。因此，在去醫院之前，可以先把這些內容寫下來。

排尿問題是許多人難以啟齒的煩惱，但在醫師面前請不要羞於啟齒，有任何困擾、不安，請毫無保留地說出來。

❷就診前兩小時不要排尿，穿著容易穿脫的服裝

不管有什麼樣的症狀至泌尿科就診時，幾乎都需要採尿檢查。

為了順利採集尿液，建議就診前兩小時不要排尿，並穿著容易穿脫的服裝。如果因為頻尿而沒辦法憋尿長達兩小時，可事先告知醫院，請院方提前指示。

❸避免攝取維生素 C

若就診前攝取維生素 C，在進行尿潛血檢查時，可能導致實際的陽性結果呈陰性，忽略了可能的疾病徵兆。因此，就診的前一天至當天，請盡可能避免

服用任何含維生素 C 的食品。

❹預先清潔陰部

尿液檢查必須根據當時的尿液成分，找出是否有疾病。然而，當尿液中有陰部的分泌物和異物等混雜物時，就會影響到檢查，所以請預先做好清潔。

column

未來甚至可透過尿液檢查，判斷疾病風險

「不僅是長壽，更希望是健康的長壽」，這應該是每個人的共同願望吧！已有許多專家指出，如果想讓更多人健康長壽，醫療就必須從「治療」轉變成「預防」。

近年來，將尿液用於預防醫學的可能性已然出現。過去，除了罹患感染症等情況外，人們一直把尿液視為無菌，但後來才知道，其實尿液裡含有乳酸菌等各式各樣的細菌；這些細菌長時間存在於尿管和尿道，有助於維持黏膜組織。

另一方面，從我們的研究中得知，一旦罹患膀胱癌等疾病，尿液中的細菌結構就會改變。這就代表尿液結構的變化，很有可能是某種疾病

所造成。如果真是如此，或許就能從尿液的細菌結構變化，來判斷當事人未來罹患泌尿道相關疾病的風險。現在這類的研究正在積極推動中。

另外，最近醫療應用界正在推動工業開發的極小奈米粒子。舉例來說，癌細胞會產出健康身體所沒有的各種物質，而這種奈米粒子能抓住那些物質，將其排放到尿液裡，如此一來，只要檢查尿液，就能及早診斷出癌症。這是目前正在開發、研究中的檢測方法。

在不久的未來，或許我們不僅能透過尿液檢查發現疾病，醫師還能根據尿液檢查的結果，說明疾病的風險，指導患者未來應該注意哪些事項吧！

第4章

提升排尿能力，健康活到一百歲

◉ 喚醒肌肉，預防排尿問題

誠如我們先前一再提到的，頻尿、尿失禁、排尿困難、殘尿感的原因之一，是膀胱肌肉失去彈性，變得衰弱無力。與此相對，有意識地活動衰弱的肌肉，就能在某種程度上喚醒肌肉——這就是肌肉的特質。

雖然我們無法刻意去活動膀胱肌肉本身，但只要**活動下腹部，就能間接拉伸到膀胱的肌肉**，鍛鍊出可以充分累積、順暢排空的膀胱。

另外，鍛鍊身體裡最大的大腿肌肉和核心（深層肌肉），就能同時分泌促進膀胱彈性所不能欠缺的男性激素睪固酮。想要鍛鍊這些肌肉群，不需要做什麼艱難的肌肉訓練。如果以預防和改善排尿問題出發，不妨試著做以下介紹的各種鍛鍊，另外，也非常推薦瑜伽和太極拳。

肛門鍛鍊

就算坐著，也可以活動、鍛鍊肛門。例如，看電視時請試著收緊、放鬆肛門五秒鐘左右，並重複這樣的動作十次左右。

膀胱位於身體背後，靠近臀部的位置。為此只要進行肛門鍛鍊，就能間接拉伸到膀胱肌肉，促進膀胱的血液循環，有望恢復膀胱的彈性。

肛門鍛鍊

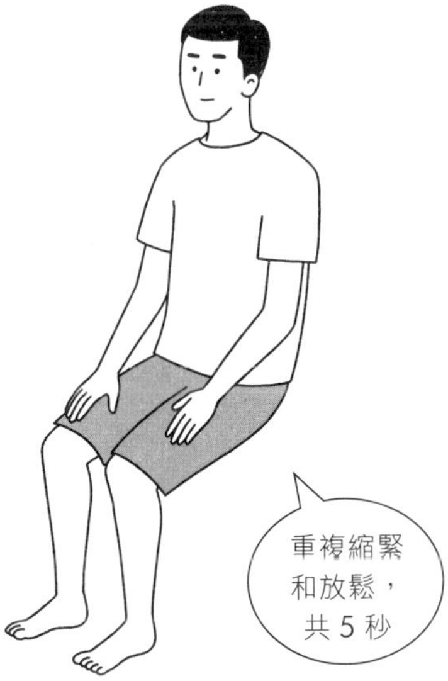

尿道鍛鍊

尿道如何鍛鍊？只要憋尿三至五秒即可。

雖然憋尿容易引起膀胱炎，不過**上廁所時只要憋尿數秒後排出**，就能達到有效的排尿。只要幾秒鐘的時間，就可以伸展到膀胱肌肉，達到順暢排空的功效。

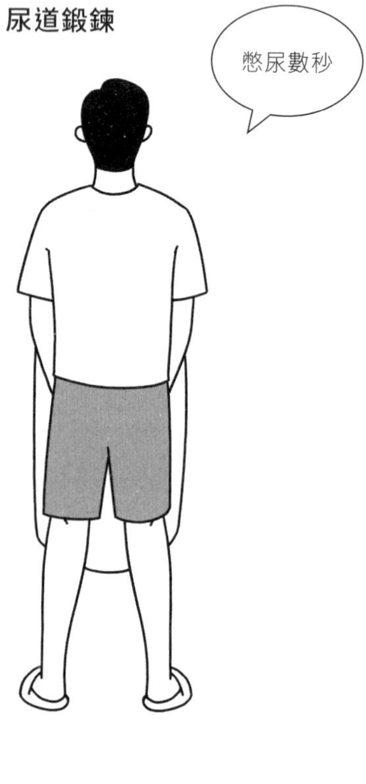

深蹲

深蹲除了能鍛鍊下半身、強健腰腿，還能達到快尿的效果，並有效預防攝護腺肥大症。然而，若膝蓋疼痛或有相關痼疾，請在能力範圍內鍛鍊，切勿勉強進行。

可先從每天早上和晚上各做十次左右開始。就算次數不多也沒關係，關鍵是持續。另外，深蹲也有助於打造基礎體能，讓身體能夠承受持續步行等運動。

深蹲

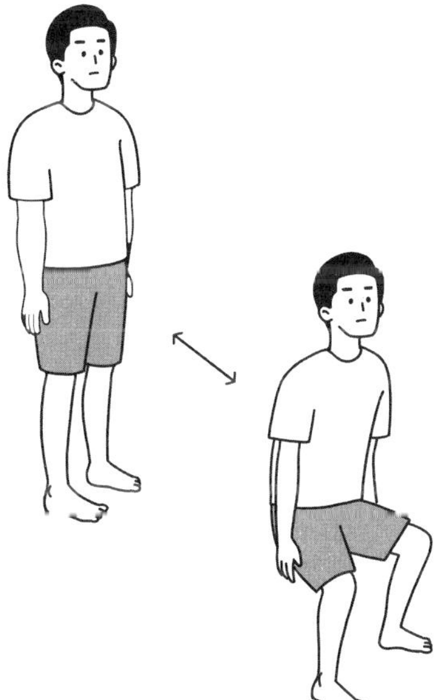

骨盆底肌運動

鍛鍊骨盆底肌，能有效改善輕度尿失禁等問題。鍛鍊方法很簡單，仰躺在地上，膝蓋彎曲，同時在這個狀態下，用力緊縮肛門肌肉十秒鐘左右。之後，再放鬆緊縮的肌肉，並全身放鬆，重複多次。

骨盆底肌運動

骨盆底肌運動的步驟（躺著進行的情況）

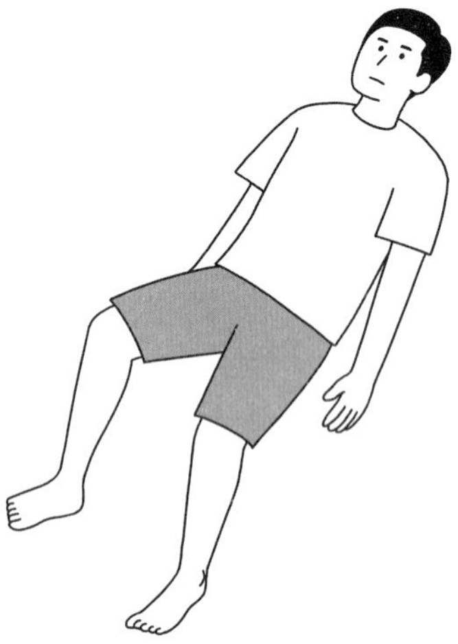

❶ 仰躺在地上，彎曲膝蓋。停留在這個狀態，並用力緊縮陰道和肛門的肌肉10秒左右。

❷ 10秒後，放鬆緊縮的肌肉，並放鬆身體。重複數次❶和❷的動作。

棒式

這個動作很簡單，時間也只需要三十秒，就能有效鍛鍊到深層肌肉。由於進行這個動作時，下腹部需要用到較大的力量，所以也能間接拉伸到膀胱肌肉。如果覺得踮腳尖有點困難，也可以改以膝蓋微彎的姿勢進行。

基礎棒式

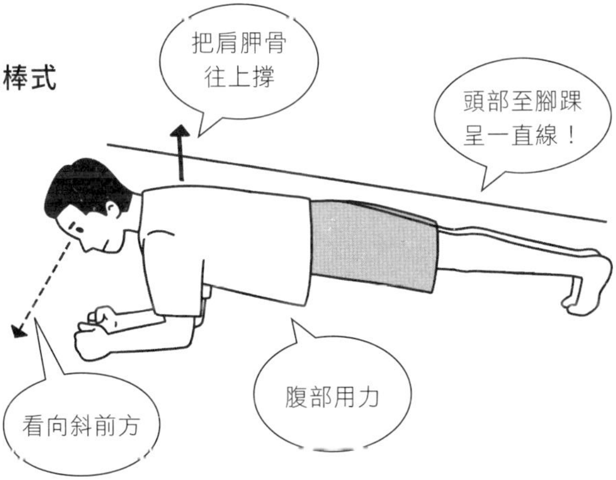

把肩胛骨往上撐
頭部至腳踝呈一直線！
看向斜前方
腹部用力

屈膝棒式(簡易版)

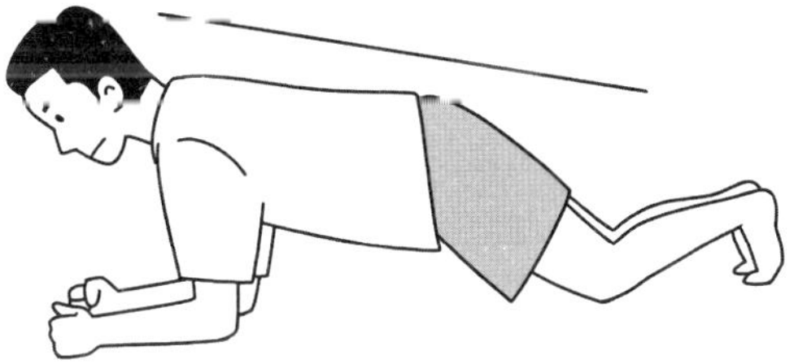

肩胛骨鍛鍊

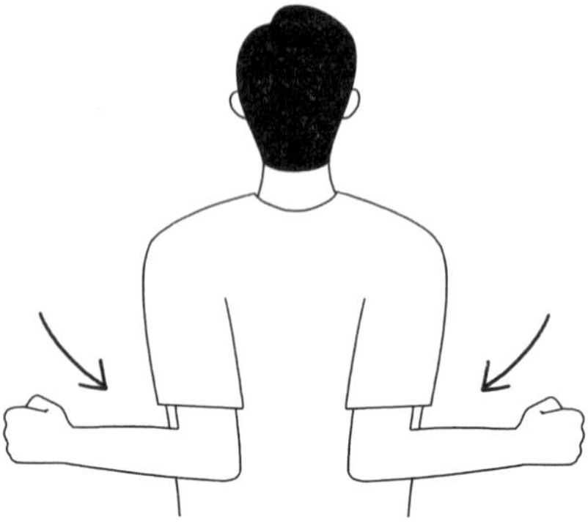

肩胛骨鍛鍊

肩胛骨如何鍛鍊？以每小時至數小時間隔的頻率，把肩胛骨往後背中央靠近即可。

現代人的生活型態和生活環境，讓人們在不自覺的狀態下變成駝背。一旦駝背，背部和腹部的肌肉就會變得衰弱，最終造成睪固酮下降。利用這個動作矯正姿勢，讓衰弱的腹肌和背肌復活吧！

建議利用智慧型手機內的鬧鐘功能，設定好間隔的時間，固定在每次鬧鐘響起時操作。市面上也有販售一旦駝背就會發出警報的工具，不妨多加利用。

走路

走路可以預防和消除肥胖、強健腰腿力量、強化骨骼、提高心肺功能、舒緩壓力等，其健康功效不計其數。除此之外，還能預防及改善排尿問題，降低罹患生活習慣病的機率，甚至還能防止「跌倒→骨折→臥床不起」所造成的照護問題。

那要怎麼走呢？祕訣就是挺直腰背，並伸展背部肌肉，手臂大幅擺動，邁開大步，以不至於氣喘吁吁的速度快步走動。以牽動全身肌肉的方式走路，而不是懶洋洋地隨意散步。

另外，走路時大幅擺動腰臀，能有效鍛鍊腰大肌（位於下腹內側的肌肉），如此一來，也能間接拉伸到膀胱肌肉，促進排尿健康。

走路很簡單，人人都會，但切勿勉強，可以先從一天走十五至三十分鐘開始，再依自身能力逐步增加。

研究證實，運動能促進快尿

關於「運動」有助於改善排尿的說法，已在旭川醫科大學實行的研究中得到證實。

我們觀察以高齡者為對象的運動教室，結果發現在持續進行全身運動後，攝護腺肥大症或膀胱過動症所引起的殘尿感、頻尿、夜間頻尿、急尿等症狀皆有顯著的減輕，與此同時，參與者的生活品質也大幅提升。

在該項研究中，運動教室的學員約八百人，所有人以三個月為限，接受每週一次、每次約一個半小時左右的課程。不過課程時間也包含講習，所以推測實際的運動時間應該少於一個半小時。

參與者所做的運動，是健康操或柔軟體操等輕運動。透過觀察報告所得到的結論是：全身運動對於預防攝護腺肥大症或膀胱過動症所引起的排尿問題，有顯著改善效果。

●魚蝦、瓜類及豆類，是幫助快尿的好食物

哪些是有助於「快尿」的食物？關鍵是要富含一氧化氮——「精氨酸」（Arginine）和「瓜胺酸」（Citrulline）。

常吃苦瓜雜炒或西瓜炒豬肉，改善排尿問題

誠如前文提到的內容，一氧化氮能幫助維持膀胱的彈性，因此可以達到「充分累積、順暢排空」的舒適排尿。那麼，哪些食物富含精氨酸和瓜胺酸呢？

富含精氨酸的食物

- **魚貝類：**蝦、扇貝、沙丁魚、鯖魚、比目魚、鮭魚、角蠑螺、竹筴魚等。

・**肉類：**雞胸肉、豬菲力、牛腿肉、羊肉、豬腿肉等。

・**種子類：**南瓜籽、落花生、芝麻、松子、杏仁、紫蘇、腰果、亞麻仁籽、胡桃、巴西堅果、葵花籽等。

・**豆類：**凍豆腐、生豆皮、焙煎大豆、納豆、豆腐、豆渣、蠶豆、鷹嘴豆等。

富含瓜胺酸的食物

・**瓜科植物：**西瓜、甜瓜、冬瓜、小黃瓜、苦瓜、絲瓜等。

由此可見，許多富含蛋白質的食物都含有精氨酸，就算是肉類，也是脂肪較少的部位，所以就熱量控制來說，也完全不用擔心。另一方面，富含瓜胺酸的食物主要來自於瓜科植物，其中堪稱「瓜胺酸之王」的是西瓜。

這些食材當然都可以單吃，不過若能結合上述兩種類的食物，那就更好了。例如：苦瓜雜炒（苦瓜、豆腐、豬腿肉）、西瓜炒豬肉、冬瓜扇貝羹、絲瓜牛腿肉等，全都是有助於達成充分累積、順暢排空的最強「快尿」食物。

可改善排尿困擾的保健食品

除了每天攝取快尿食物之外，服用營養輔助品或中藥，也是一種方法。對中藥感興趣者可以自行前往中醫診所詢問，或是諮詢泌尿科醫師。

另外，市面上有許多能有效改善排尿問題的營養輔助品，讀者可依需求自行購買。以下列舉幾款在醫師之間公認有效的代表性營養輔助品。

- **鋸棕櫚**（serenoa repens）：可有效減緩攝護腺肥大症所引起的頻尿、夜間頻尿、排尿困難、殘尿感、尿後滴尿等症狀。鋸棕櫚在美洲原住民身上有著悠久的使用歷史，與此同時，也有醫學方面的實證，據說效果匹敵醫師處方藥。

・**夏南瓜籽：**有望改善頻尿、殘尿感、膀胱過動症。自古在歐美就被認定具有療效，並被廣泛使用。

・**精氨酸、瓜胺酸：**誠如前文介紹快尿食物所列舉的，這兩種成分屬於胺基酸，都是維持膀胱肌肉彈性的一氧化氮的成分。只要合併攝取，便可望改善頻尿問題。另外，許多勃起輔助藥物也含有瓜胺酸，頗負盛名。

・**蝦紅素：**具有抗氧化作用，能有效預防氧化壓力所引起的腎臟、膀胱功能衰退或疾病。

・**薑黃素：**咖哩的黃色成分存在於薑黃裡，以護肝效果而聞名，但同時還有抑制發炎作用和改善攝護腺肥大症的功效。

● 發生各種排尿問題時，如何對症下藥？

在多數情況下，排尿問題往往是老化現象的症狀之一。雖然能透過改善生活和飲食習慣來延緩老化和減輕症狀，但是，當問題發生後如何面對，也同樣重要。

以下針對各種有關排尿問題的症狀，提出注意要點，讓因老化而被迫面臨排尿問題者，都能繼續維持良好的生活品質。

【症狀❶】頻尿、尿失禁

出現這些症狀時，往往會為了減少上廁所的次數，而減少水分的攝取。當然，可以理解之所以這麼做的理由，但老化所引起的頻尿或尿失禁，實際上是膀胱功能衰退所致，而非水分攝取量所引起，因此，控制水分攝取量並不是有效的解決方法。

與此相對，若因控制水分攝取量而導致身體脫水，反而可能引發比頻尿或尿失禁更嚴重的身體不適或疾病。例如，血液循環變差，易引起腦中風、心肌梗塞等缺血性疾病；水分不足以致減少排尿機會，就等於減少把酸性物質或有害細菌等，對身體有害的物質排出體外的機會，更容易導致體液的酸鹼值失衡，同時更容易受到感染。

無論如何，**每日至少要攝取一．五公升至兩公升的水分**。當然，這個分量不僅限於純水，味噌湯等或其他使用於料理的水分也包含在內。總之，不要刻意控制水分的攝取，改透過以下的方式面對頻尿和尿失禁吧！

- 進行骨盆底肌運動，提高排尿控制力。
- 鍛鍊身體，以預防並消除會對骨盆底肌造成負擔的肥胖。

- 多攝取食物纖維，預防便祕。
- 外出時，善用尿墊或紙尿褲等防漏商品。
- 含酒精、咖啡因的飲品具有利尿作用，應盡量避免飲用。

【症狀❷】攝護腺肥大症

攝護腺肥大症也容易引起頻尿或尿失禁，讓許多人因此控制水分攝取。然而，誠如前述，這完全不是解決問題的方法，減少喝水量不僅完全無法解決問題，甚至還會提高罹患腦中風、心肌梗塞、感染症的風險。

再次重申，包含料理的水分在內，每天攝取的水量最少要有一．五至兩公升為準，同時再利用以下的方法面對攝護腺肥大症吧！

當然，對應方法有部分和頻尿、尿失禁重疊，但除此之外，**對攝護腺肥大症患者來說，防止下半身的血液循環惡化尤其重要**。下半身的血液循環一旦惡化，攝護腺就會充血，使攝護腺變得更加肥大。

- 避免下半身受寒，尤其在冷氣房時更需注意下半身的保暖。
- 每天浸泡於四十度左右的熱水內（夏季可採用略低的溫度）。
- 避免久坐；至少每隔一小時起身活動，做簡單的體操或原地踏步。
- 多攝取食物纖維，預防便祕。
- 注意睡眠、飲食等，要規律生活。
- 養成運動習慣。
- 盡量控制酒精。
- 盡量不憋尿。

【症狀❸】膀胱過動症

膀胱過動症患者最好避免攝取有利尿作用、刺激性，以及會引起氧化壓力的食物。尤其是以下列出的這些食物，雖然不需要完全斷絕，但仍要注意避免攝取過量。

至於水分攝取量，跟前文提到的頻尿、尿失禁、攝護腺肥大症一樣，每天至少要攝取一・五至兩公升的水量。

膀胱過動症者應避免的食物

- 咖啡、紅茶、綠茶等含咖啡因的飲品
- 阿斯巴甜等人工甜味劑
- 碳酸飲料
- 辛辣的食物
- 柑橘類水果、番茄和生洋蔥

・巧克力
・高鹽分的食物
・酒精

【症狀❹】尿路結石

尿路結石大多是因體內的草酸鈣結晶化所致，因此，只要注意草酸和鈣質的攝取就可以了；其中，最需要注意避免攝取過多的是草酸。

基本上，在均衡飲食的情況下，並不會有草酸攝取過量的問題，但如果偏食就必須多加注意。鈣質是現代人容易缺乏的營養素，因此需適量攝取。草酸和鈣質會在大腸結合，最終以糞便的形式被排出體外。然而，如果在沒有充分攝取鈣質的狀態下攝取草酸，在大腸與草酸結合的鈣質就會不足，導致草酸過剩。然後，多餘的草酸就會隨著血液流進尿路，促使結石的形成。簡言之，**鈣質要適**

量攝取，草酸則要避免攝取過量。

除此之外，也要避免攝取過量的動物性脂肪，因為動物性脂肪所含的脂肪酸也會在大腸和鈣質結合。當過量的脂肪酸進入大腸，而大腸內的鈣質又不足時，多餘的草酸就會進入尿路。

另外，如果突然攝取大量的碳水化合物，胰島素就會快速分泌，而胰島素具有提高尿中鈣濃度的作用，更容易促使結石的形成。

對於尿路結石的患者來說，飲食細嚼慢嚥，包含蔬菜在內的均衡飲食，是非常重要的事情；同時，也要攝取必要的營養以對抗老化。

除此之外，由於攝取酒精之後身體會偏向酸性，進而產生拮抗（一種物質或過程，被另一種物質或過程所阻抑的現象），以致血液中鹼性的鈣濃度就會增加，如此一來也會助長結石的形成。

「運動不足」也是尿路結石的隱性主因。當運動不足導致骨骼負荷長期虛弱時，骨骼裡的鈣質就會溶出。接著，鈣質會隨著血液，從腎臟流進尿路，就會變成結石的來源。

相反地，有運動習慣者，就算體內有結石形成，最終仍不會釀成問題。因為結石不會沉澱在尿路裡，且會在結石很小的時候就隨著尿液一起排出體外。

尿路結石者應避免過量攝取的食物

- 富含草酸的食物，如：菠菜、可可、香蕉、芽甘藍、萵苣、番薯、青花菜、茄子等
- 動物性脂肪
- 酒精

尿路結石者可適量攝取的食物（含鈣質的食品）

- 魚貝類，如：柳葉魚、西太公魚、沙丁魚魚乾等
- 蔬菜類，如：蘿蔔葉、埃及國王菜、蕪菁葉、蕓薹、小松菜、紫蘇等

・大豆製品，如：凍豆腐、日式豆皮、蔬菜豆腐丸、木棉豆腐、納豆等
・牛乳與乳製品，如：加工起司、低脂牛乳、優格等

尿路結石者應養成的運動習慣

・走路
・騎腳踏車
・輕度慢跑

◉血管一旦老化，腎臟和膀胱也不會好

人類透過食物攝取營養素，來藉此維繫生命。簡單來說，進入體內的食物會在消化吸收的過程中，透過細胞中的粒線體（Mitochondrion）轉換成能量。過程中所生成的副產物，就是前文已提過無數次的有害物質活性氧。

雖然人體具備將活性氧無毒化的功能，但這個功能會隨著年齡增長而逐漸衰退。例如，年齡增長後會出現年輕時期所沒有的體臭，就是活性氧處理能力衰退的證明。

當活性氧沒有徹底處理乾淨，導致體內的脂肪氧化，就會產生俗稱的「老人味」。更嚴重者，活性氧會讓細胞氧化，導致鐵鏽在血管內擴散。最近，「血管年齡」一詞愈來愈流行，主要就是指活性氧導致血管細胞生鏽的程度。

男性四十二歲、女性五十二歲，血管會開始衰老

血管分布在全身上下，因此血管生鏽會導致所有器官或組織衰退，其中受到最大影響的就是腎臟。過濾血液的腎臟有許多血管聚集，換言之，**血管生鏽所導致的功能衰退，等於是直接造成腎功能的衰退**。另外，膀胱血管生鏽後，會造成膀胱肌肉變硬，以致尿液的「貯水量」下降。若要預防及改善頻尿、夜間頻尿、殘尿感、排尿困難等問題，盡可能「維持血管的年輕化」是非常重要的事情。

那麼，血管大約會從幾歲開始衰老呢？一般來說，男性和女性的血管年齡轉折點不同——女性大約是五十二歲，男性則是從四十二歲左右就開始衰退。聽到四十二歲，或許有很多人會感到很驚訝，畢竟這個年紀還算是非常年輕。

以男性來說，只要早晨仍有勃起現象，也就是所謂的「晨勃」，就代表血管仍然非常柔軟，功能仍維持得十分健全。「說到這個，最近好像沒有……」如果你也有這種情況，或許就代表你的血管正在生鏽，腎臟功能正慢慢衰退中。

攝取富含多酚的食物，能有效抑制活性氧

只要減少活性氧所引起的氧化壓力，就能減緩血管年齡的老化速度，維持血管的年輕，如此一來，不僅能維持腎臟功能，同時也能保持膀胱的彈性。血管健康除了可以維持膀胱肌肉的柔軟度之外，還有另一個原因。

誠如前述，對膀胱彈性來說，一氧化氮具有十分重要的作用，但是活性氧會造成一氧化氮的減少。也就是說，產生大量活性氧、缺乏抗氧化物質的飲食生活若長久持續，一氧化氮就會被作為抗氧化使用，進而導致膀胱失去彈性。

當身心充滿壓力時，體內就會產生更多的活性氧；飲食過量或吃東西的速度過快，都會對身體造成壓力，這也是導致活性氧增加的原因之一。為此，避免在生理和心理上累積過多壓力，並充分釋放壓力、飲食細嚼慢嚥、吃飯只吃適量的八分飽，同時，還要大量攝取蔬菜、水果和豆類等具有抗氧化作用的食物，以上這些都是非常重要的事情。

活性氧的處理能力會隨著年齡增長而逐漸衰退，所以邁入中高年齡之後，更要積極地避免增加氧化壓力。那麼具體來說，應該怎麼做呢？

根據研究，**植物所含的多酚（Polyphenol）能抑制活性氧**。基本上，植物、蔬菜和水果都含有抵銷活性氧作用的抗氧化作用，例如，藍莓、青花菜等多種植物都含有抗氧化物質。

除此之外，茼蒿、萵苣和牛蒡等蔬菜，以及奇異果、蘋果、檸檬等水果也都含有多酚。另外，類黃酮（Flavonoids）也屬於多酚的一種，同樣具有抗氧化作用，同時還能排毒和抗老化，藍莓、蕎麥、綠茶等食物都有豐富含量。

不妨多攝取富含多酚或類黃酮的季節蔬菜或水果，就能讓容易老化的腎臟不會輕易提早生鏽，守護健康。

「高鹽＋高醣」，是損害腎臟的主因

男性一天建議的鹽分攝取量是七．五克，女性則是六．五克，但據統計，現代人每日的鹽分攝取量大多都超過十克之多。我們都知道，鹽分不僅會引起高血壓，同時也會增加活性氧，因此，高鹽飲食可說是腎臟最大的敵人。

更有甚者，鹽分過量加上醣類過多的飲食習慣，除了易導致高血壓、氧化壓力，甚至肥胖外，也是造成腎臟癌的最差組合。例如，喜歡吃拉麵，每週總會吃好幾次，每次點餐都是點最大碗，連湯汁也都喝得一滴不剩，有這種飲食習慣的人，可說是腎臟癌的高風險分子。

腎臟因為所在位置的關係，比較容易受到內臟脂肪所含的發炎物質（細胞激素）的傷害。醣類攝取過多，不僅會導致熱量升高，同時也會造成內臟脂肪的增加，這時若再攝取過量的鹽分，就會在體內引起更嚴重的負面影響，提高罹患腎臟癌的風險。

大量的醣類進入體內後，身體就會分泌出大量的胰島素，胰島素除促進醣類的代謝之外，其實也具有促進鈉再次吸收的作用。由此可見，如果長時間以高鹽、高醣的飲食為主，不僅會因高熱量而導致肥胖，腎臟過濾的鈉也會再次吸收更多，就更容易引起高血壓。

重口味的小菜往往會讓人不自覺吃下更多的白飯或麵包，不過反其道而行，只要減少鹽分的攝取量，就能避免吃過量的醣類，自然也就能預防肥胖。話雖如此，由於鹽會溶進食物裡，導致很難掌握實際攝取量。如果真的要嚴格實施減鹽，建議只要把尿液送到檢驗機構，就能檢測出鹽分攝取量是否合宜。

順道一提，長期以來一直被視為健康大敵的「脂質」，反而不需要特別加以控制。的確，脂質的熱量是醣類、蛋白質的三倍之多，如果攝取過量也會造成肥胖。不過另一方面，脂質是細胞壁和激素的材料，在體內具備各種重要的用途。甚至還有專家指出，邁入高齡之後，膽固醇不足反而有危害健康的風險，足見脂質的重要性。

比起室內健身房，更推薦戶外運動

居住在高緯度地區的人們，不僅因日光照射不足，導致缺乏維生素D，同時飲食中往往攝取過多的鹽分，因此罹患腎臟癌的機率比較高。關於這點，我們在前文已詳細說明，但實際上即便是居住在低緯度地區，如果一直把自己關在室內，同樣也會有日光照射不足的問題。

為此，在執行減鹽飲食的同時，也應該盡可能改善生活型態，讓自己盡量多接觸日光，如此就能降低罹患腎臟癌的風險。舉例來說，如果想透過運動習慣來減肥瘦身，就應該盡量選擇戶外，不要把自己關在室內健身房。

只要養成習慣，每天在住家附近走路十至三十分鐘，就能充分預防、消除肥胖問題，同時還能同步享受日光浴，解決日光照射不足的問題。

總之，讓生活盡可能沒有壓力、避免高鹽高醣的飲食、攝取大量色彩鮮豔的蔬菜、養成運動習慣……，只要養成這些良好的生活習慣，就能預防高血壓、氧化壓力和肥胖找上門，如此一來不光是腎臟癌，對所有生活習慣病來說，都能達到一定的預防功效。

預防膀胱癌，請禁菸和多吃薑黃

膀胱癌是以化學物質作為危險因子的癌症，過去也不斷有專家指出，有吸菸習慣者，其罹患膀胱癌的機率就會大幅提高。由此可見，預防膀胱癌的首要條件就是不要吸菸。順帶一提，香菸也會提高肺癌、頭頸癌的風險等，可說是百害無一利，所以吸菸者最好盡早戒菸吧！

我們都知道，單靠耐力和意志力戒菸是件非常辛苦的事。所幸，現在開設戒菸門診的醫院愈來愈多，不妨尋求專家的協助，善用尼古丁貼片等輔助藥品，就能更快且順利地成功戒除吸菸習慣。

另外，根據實驗結果發現，**薑黃素有預防膀胱癌的功效**。

對肝臟有益的薑黃（Turmeric）裡，就富含薑黃素。那麼，要如何增加薑黃素的攝取量呢？例如，如果午餐吃咖哩，就盡量避免使用油和麵粉，以含有大量薑黃的印度咖哩為主，或是製作成適量的薑黃米。當然，市面上也有薑黃素的營養輔助品，可依自身需求購買。

● 減醣、改以肉為主的飲食，真的健康嗎？

人體具備把血液裡的酸性物質排出體外或加以中和，使身體的酸鹼值維持平衡的功能。與此相對，身體的酸鹼值一旦失衡，就會危害健康。

腎臟的工作是過濾血液，再以尿液的型態把酸性物質排出體外。另外，腎臟也會把用來中和酸性物質的重碳酸根離子（Bicarbonate Ion），再次吸收到血液裡，藉此維持身體的酸鹼值；也就是說，**攝取愈多的酸性食物，腎臟就必須承擔更多的工作**。

酸性食物的代表就是肉類。近年，受到減醣風潮的影響，大量攝取肉類的人似乎有增多的趨勢。然而實際上這樣的飲食方式，就等於不斷把酸性物質送進血液裡，進而導致腎臟過度疲勞。

雖然也能透過呼吸排出酸性物質，但當腎臟過度疲勞時，身體會啟動「溶解鹼性的骨骼，藉此來中和酸性物質」的機制。換言之，**以肉食為主的飲食，容易讓腎臟功能下降、骨骼衰弱。**

盲目減醣，是男性激素減少的原因

另外，減醣本身也會對身體產生嚴重的負面影響，舉例來說，醣類是分泌男性激素睪固酮時，不可欠缺的物質。

前文我們曾提到，睪固酮具有維持膀胱彈性的作用。因此，如果激烈減醣，睪固酮的分泌就會不足，也就比較容易引起頻尿等排尿問題。

一般來說，說到男性激素就會讓人聯想到肌肉，而說到肌肉則會讓人聯想到肉。的確，男性激素是生成肌肉所不可或缺的。可是，如果為了消除肥胖、增強肌肉，阻斷醣質只吃肉，反而會導致男性激素的分泌量下降，造成反效果。最終不但沒有減到脂肪，甚至還會減少肌肉量。

肉類所含的蛋白質和脂質是身體的必需營養素，所以不能不吃。另外，紅肉含有許多精氨酸，精氨酸是促進膀胱彈性的材料之一。話雖如此，肉類含有酸性物質也是不爭的事實，因此，以肉類為主的飲食習慣，未必毫無問題。

總之，攝取大量蔬菜，避免減少睪固酮的分泌，同時適量攝取白飯或麵包等醣類，都是非常重要的事情。結論就是，無論是「阻斷醣類」或「肉類至上」都不是正確的飲食方式，**適量攝取醣類、脂質、蛋白質、食物纖維，才是維持健康的關鍵**。

此外，若要更有效率地排出肉類中的酸性物質，以一天一．五公升至兩公升為標準，確實攝取水分也是非常重要的事情。

◉如何預防膀胱炎？喝綠茶、作息正常是關鍵

一般來說，膀胱炎只要依照醫師指示、適當服用抗生素，就能輕鬆治癒。然而，因為膀胱炎同時具有容易復發的特性，因此一旦罹患過膀胱炎，之後的預防就顯得格外重要。

尤其是膀胱炎未得到充分治療、併發性感染症、因婦科或泌尿科疾病而接受手術的人，以及抵抗力偏低的高齡者，往往更容易復發。

若要預防膀胱炎復發，首要條件就是必須先保持尿道周邊的清潔，以避免細菌增生，同時還要攝取大量的水分，增加尿量，並且避免憋尿，透過充足的睡眠和營養來維持免疫力。

另外，下腹部虛冷、長期便祕也容易造成膀胱炎復發，必須多加留意。

食物保健方面，建議可攝取富含抗菌物質兒茶素（Catechin）的綠茶。習慣

喝咖啡或紅茶的人，若要預防膀胱炎，不妨改喝綠茶吧！

女性多使用蹲式馬桶排尿，也能預防膀胱炎

除此之外，另一個防範建議是留意排尿時的姿勢。

膀胱炎的致病菌（多為大腸桿菌），大多都是從外尿道口侵入體內。膀胱炎之所以常見於女性，是因為女性的尿道比較短，因此從外尿道口侵入的病菌就比較容易進入到膀胱。

臀部（肛門）有很多病菌，不過只要像相撲選手入場時的姿勢，把雙腳打開，坐在馬桶上，就能拉開臀部和外尿道口的距離，有效防止病菌的侵入。

通常會採用這種姿勢排尿，是因為使用蹲式馬桶。使用蹲式馬桶除了能減少病菌入侵，還有一個優點，就是能自然鍛鍊骨盆底肌肉。不僅如此，由於蹲式馬桶需要打開雙腳，用力支撐身體，也有助於順暢排便，因此，對於預防女

性的膀胱炎、頻尿和尿失禁來說，使用蹲式馬桶會是比較好的選擇。

話雖如此，現在不論是居家或公共場所，蹲式馬桶已經愈來愈少，在這種情況下，該怎麼做才好呢？其實就算是坐式馬桶，只要試著把內褲拉到靠近地板的位置，就能和使用蹲式馬桶一樣，大幅度地打開雙腿了。另外，使用坐式馬桶時建議坐在與平常相反的方向，面向馬桶的後方坐著。

近來，市面上還有販售坐式馬桶用的腳踏板，讓使用者能採用與蹲式馬桶相同的跨蹲姿勢，降低尿道感染的機率，以預防膀胱炎。

column

「疾病」讓尿液的味道變了？

酸的、甜的、苦的……，這麼說並不是想請大家品嘗尿的味道，而是想告訴大家，其實尿液的味道會隨著身體狀況的改變而有所不同。

前文曾經提到，健康的尿液是弱酸性，若以味道來說，就是略帶酸味的味道。如果吃了大量的肉，尿液就會偏酸，那麼味道應該就會變得更酸。另外，白飯吃得太快導致飯後血糖急速上升，也會讓尿液變酸，而這是胰島素所導致。

當飯後血糖急速上升之後，促進糖代謝的胰島素就會大量分泌。胰島素會再次吸收在腎臟過濾的鹽分，同時也具有促進酸性物質溶入尿液的作用。因此，如果採取飯後血糖快速攀升的飲食方式，就會導致尿液變酸。

當尿液呈現酸性而非弱酸性狀態時，就容易形成結石。簡言之，偏愛吃肉或吃飯速度太快，從而導致尿液經常呈現酸性者，就比較容易在體內形成結石。

至於甜的尿就是糖尿病的一種表現。那麼，真的有「苦的尿」嗎？其實蛋白質的味道是「苦」的，所以含有蛋白質的尿液應該是苦的。

正常來說，蛋白質並不會被腎臟過濾。當蛋白質被釋放到尿液裡時，血液中的蛋白質濃度就會下降，如此一來，血管裡就很難維持水分，以致血管外的水分和鹽分會相對增加，就容易造成身體浮腫，這種情況被稱為腎病症候群。若進一步演變成重症，就會引起腎臟衰竭、血栓、感染症等問題。

將棋實力和日本棋士羽生善治不相上下、被譽為天才的村山聖，他在幼年時期就曾罹患腎病症候群，最後，他在年僅二十九歲時，就因侵襲性膀胱癌殞命。這也告訴我們，排尿問題可大可小，不可不慎。

健康力

尿液決定你的壽命

〔泌尿科名醫親授〕遠離膀胱癌，修復腎臟和膀胱的健康法

2025年7月初版　　定價：新臺幣340元

著者　堀江重郎
譯者　羅淑慧
副總編輯　陳永芬
編輯協力　周書宇
校對　陳佩伶
內文排版　林婕瀅
插畫　ADays 亞戴斯
封面設計　張天薪

出版者　聯經出版事業股份有限公司
地址　新北市汐止區大同路一段369號1樓
叢書主編電話　(02)86925588轉5306
台北聯經書房　台北市新生南路三段94號
電話　(02)23620308
郵政劃撥帳戶第0100559-3號
郵撥電話　(02)23620308
印刷者　文聯彩色製版印刷有限公司
總經銷　聯合發行股份有限公司
發行所　新北市新店區寶橋路235巷6弄6號2樓
電話　(02)29178022

編務總監　陳逸華
副總經理　王聰威
總經理　陳芝宇
社長　羅國俊
發行人　林載爵

行政院新聞局出版事業登記證局版臺業字第0130號

本書如有缺頁，破損，倒裝請寄回台北聯經書房更換。　ISBN 978-957-08-7710-6 (平裝)
聯經網址：www.linkingbooks.com.tw
電子信箱：linking@udngroup.com

國家圖書館出版品預行編目資料

尿液決定你的壽命：〔泌尿科名醫親授〕遠離膀胱癌，修復腎臟和膀胱的健康法/堀江重郎著．羅淑慧譯．初版．新北市．聯經．2025年7月．192面．14.8×21公分（健康力）
ISBN 978-957-08-7710-6（平裝）

1.CST：泌尿生殖系統疾病　2.CST：泌尿系統　3.CST：保健常識

415.8　　114006734